AF299883

LE

SULFATE D'HORDÉNINE

DANS LA FIÈVRE TYPHOÏDE

PAR

Mme le Docteur WANDA CAUSSÉ

Médecin de l'Hôpital Auxiliaire N° 2 et de l'Hôpital Temporaire N° 32
(IXe Région)

TITULAIRE DE LA MÉDAILLE D'HONNEUR DES ÉPIDÉMIES
(MÉDAILLE D'ARGENT 1915)

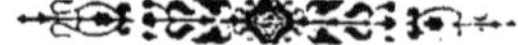

VANNES

LAFOLYE FRÈRES, IMPRIMEURS-ÉDITEURS

—

1915

LE
SULFATE D'HORDÉNINE
DANS LA FIÈVRE TYPHOÏDE

A LA MÉMOIRE DE MON PÈRE

A MA MÈRE

A MON MARI

INTRODUCTION

Encouragés par les résultats que le sulfate d'hordénine a donnés jusqu'à présent dans les diarrhées, dans les dysenteries et la fièvre typhoïde d'une part, dans les cardiopathies d'autre part, nous avons, sur les conseils de notre maître, M. le professeur Mercier, fait appel à ce médicament dans le traitement des typhiques chez lesquels nous nous proposions le double but de combattre les phénomènes diarrhéiques et de tonifier le cœur.

Dans nos observations classées d'après la voie d'introduction du médicament, nous envisagerons séparément les résultats pour chaque catégorie. Nous insisterons tout particulièrement sur l'action du sulfate d'hordénine en injections intraveineuses, car cette étude n'a encore jamais été entreprise au point de vue thérapeutique. Avant de présenter nos observations, nous croyons utile de rappeler brièvement l'historique de l'hordénine et de résumer les données essentielles acquises déjà sur le sulfate d'hordénine au triple point de vue chimique, physiologique, et thérapeutique (1).

(1) Les documents de ce travail ont été recueillis depuis le début de la guerre à l'Hôpital Auxiliaire n° 2 (service des typhiques) et à l'Hôpital Temporaire n° 32, de Tours. Les graphiques ont été pris dans le laboratoire de recherches installé par les soins de M. le docteur MERCIER.

LE
SULFATE D'HORDÉNINE
DANS LA FIÈVRE TYPHOÏDE

HISTORIQUE

En 1890, M. J. Roux signalait les propriétés bactéricides de la décoction de touraillons (1) d'orge à l'égard du vibrion cholérique. Les essais faits dans le Midi de la France et aux Colonies dans le choléra et la dysenterie en font preuve. Les Docteurs Boinet dès 1901 et Moissous en 1905 l'introduisirent dans la thérapeutique des diarrhées infantiles. Les résultats inconstants qu'ils ont obtenus paraissent tenir au degré de chauffage variable des touraillons. En 1906, M. Léger découvre l'hordénine, principe actif des touraillons, alcaloïde homologue de l'adrénaline dont il fait une étude approfondie. M. L. Camus fait à la même époque des recherches sur les propriétés physiologiques du sulfate d'hordénine. M. Denigès en 1906 et plus récemment MM. Laloue et Tiffeneau l'étudient encore au point devue chimique. Désormais on s'adressera de préférence à l'alcaloïde lui-même ou à ses sels d'un maniement plus facile.

En clinique, le sulfate d'hordénine a été expérimenté par Mercier et Pépin, Sabrazès et Guérive, Barbier, Martinet, Jar-

---

(1) Sous le nom de touraillons, on désigne en brasserie la radicule détachée du grain d'orge germé.

ricot de Lyon, Leullier dans les diarrhées ; par Lucas, Joyeux, Brau dans les affections des pays chauds. La thèse de Guérive, faite sous la direction de Sabrazès, consigne les résultats obtenus dans les maladies du cœur et du tube digestif, celle de Tomey les effets observés dans les diarrhées infantiles. Jarricot, de Lyon, fait appel à la teinture de radicelle d'orge germé comme médicament hypertenseur.

Ces dernières années enfin le sulfate d'hordénine est entré dans la pratique vétérinaire, et à ce sujet il convient de signaler les travaux de Parent, Boissière et Charmoy et de Vidal qui ont traité par ce médicament les diarrhées du chien, du chat et du veau.

CHAPITRE PREMIER

PROPRIÉTÉS CHIMIQUES

M. Léger, appliquant la méthode de Stass, parvint en 1906 à extraire des touraillons d'orge un alcaloïde nouveau auquel il donna le nom d'hordénine. Plutôt que de les résumer, nous nous permettrons de transcrire ici en partie les notes qu'il a présentées à l'Académie des Sciences.

... « L'hordénine forme des prismes assez volumineux, incolores, anhydres, presque insipides, fusibles à 117°,8 en un liquide incolore. Maintenue pendant longtemps à cette température ou mieux à 140-150°, elle se volatilise et peut, sans altération sensible, être sublimée à la façon du camphre. Sa solution alcoolique est sans action sur la lumière polarisée ; en est de même de la solution aqueuse du sulfate d'hordénine.

« M. Wyrouboff, qui a bien voulu examiner les cristaux d'hordénine, a constaté que ce sont des prismes orthorombiques plus ou moins allongés, très fortement biréfringents (le rapport des axes étant 0,5237 : 1 : 0,351).

« L'hordénine se dissout abondamment dans l'alcool, le chloroforme, l'éther, moins dans la benzine, et peut cristalliser dans ces divers solvants. Elle se dissout à peine dans le toluène et encore moins dans le xylène commercial. Sa solubilité dans les carbures du pétrole est à peu près nulle à froid.

« L'hordénine est une base forte qui non seulement bleuit
e tournesol rouge, mais encore rougit la phtaléine du phénol
et déplace, à froid, l'ammoniaque de ses sels. L'acide sulfu-
rique concentré ne la colore pas. Elle est à peine attaquée par
la potasse en solution concentrée et à chaud, et même par la
potasse en fusion. Par contre elle réduit, à froid, le permanga-
nate de potassium en solution acide et, à chaud, l'azotate d'argent ammoniacal ainsi que l'acide iodique, ce dernier avec
précipitation d'iode. »

DÉRIVÉS

Base monoacide, l'hordénine ne donne qu'une seule série de
sels qui sont en général très solubles dans l'eau et cristallisent
facilement en solution aqueuse à l'exception **du** chlorhydrate
d'hordénine.

Les sels obtenus par M. Léger sont le chlorhydrate, le bromhydrate, l'iodhydrate et le sulfate d'hordénine, le seul qui nous
intéresse. Ce sel se dissout facilement à chaud dans l'alcool à
80° et cristallise presque totalement par refroidissement ; il est
très peu soluble dans l'alcool à 95°, soluble dans quatre fois
son volume d'eau. La solution se colore faiblement en violet
bleu par le perchlorure de fer.

Les dérivés de la fonction amine pourront être soit des sels,
soit des dérivés alcoylés.

a) **Sels.** — Tartrate neutre et acide d'hordénine.

b) **Dérivés alcoylés.** — Iodométhylate d'hordénine, chlo-
rométhylate, chloréthylate, brométhylate et iodéthylate d'hordénine.

Les dérivés de la fonction alcool sont :

a) **Des éthers-sels.** — α) Benzoylhordénine, chlorhydrate de benzolhordénine, bromhydrate de benzoylhordénine.

β) Cinnamylhordénine et son chlorhydrate.

γ) Anisylhordénine et son chlorhydrate.

b) **Des éthers-oxydes.** — α) Acétylhordénine : iodhydrate d'acétylhordénine.

β) Méthylhordénine : iodométhylate de méthylhordénine.

Enfin pour terminer cet aperçu des données chimiques acquises sur l'hordénine, il faut ajouter qu'elle a été l'objet de recherches synthétiques de Léger, Barger, Laloue, Tiffeneau sur lesquelles nous n'avons pas lieu d'insister.

La composition de l'hordénine, ainsi que son poids moléculaire calculé d'après l'analyse de ses sels, répondent à la formule $C^{10}H^{15}NO$. C'est une base monoacide ne formant par conséquent qu'une seule série de sels.

L'hordénine est un isomère des éphédrines naturelles et des éphédrines artificielles préparées par M. Fourneau. Mais c'est une base tertiaire et elle n'a pas, comme les premières, de pouvoir rotatoire. D'autre part, tandis que les éphédrines artificielles qui sont des amino-alcools affectent le plus souvent l'état liquide, l'hordénine est un amino-alcool cristallisé.

Se basant sur toute une série de réactions, M. Léger arrive aux conclusions suivantes :

1) L'hordénine renferme un noyau benzénique auquel l'oxhydrile, comme le montre la production d'acide picrique par l'action de l'acide azotique, est fixé directement, d'où il résulte que cet oxhydrile est de nature *phénolique*.

2) La production de triméthylamine, dans la décomposition du méthylhydrate d'hordénine par la chaleur, prouve que l'hordénine renferme $2CH^3$ liés à l'azote.

3) L'atome d'azote ne saurait faire partie du noyau de la molécule, ce qui ferait de l'hordénine un dérivé pyridique, l'oxydation n'a en effet jamais fourni d'acide pyridinocarbonique ; il n'est pas fixé non plus directement sur le noyau, on serait alors en présence d'une aniline substituée. Or, à l'inverse de l'hordénine, les anilines et surtout les anilines substituées sont des bases extrêmement faibles.

4) On est donc forcé d'admettre que l'atome d'azote est fixé à une chaine latérale.

5) M. Léger suppose que la liaison du groupement azoté au noyau benzénique se ferait par l'intermédiaire d'une chaine latérale : — CH^2 — CH^2. L'existence de cette chaine est démontrée *par un fait*, c'est la formation du pararvinylanisol dans la décomposition pyrogénée du méthylhydrate d'hordénine. On aboutit ainsi à la formule

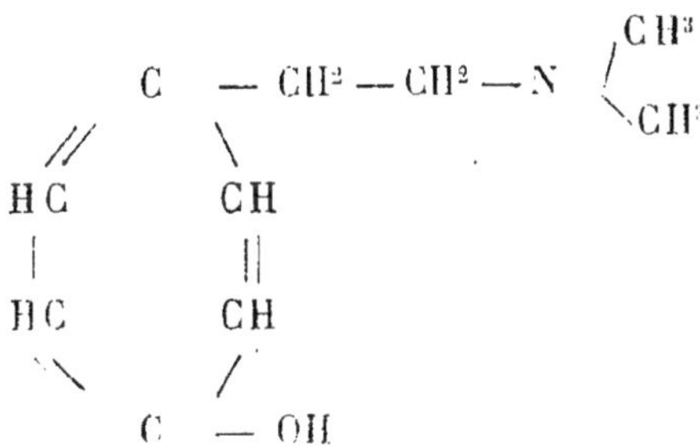

L'hordénine est donc une *paraoxyphényléthyldiméthylamine*. D'après M. Denigès on peut la considérer comme une paraoxycrésyltriméthylamine.

CHAPITRE II

PROPRIÉTÉS PHYSIOLOGIQUES

M. Camus a étudié le sulfate d'hordénine au point de vue de la toxicité générale et de son action sur : le sang, la circulation, la respiration, les secrétions. l'appareil digestif, l'iris, la température, le système nerveux, les ferments solubles et les microbes. D'autre part M. Tiffeneau a fait des recherches sur l'homordénine homologue inférieur de l'hordénine.

Toxicité.

Des expériences poursuivies par M. Camus sur divers animaux, il résulte que la toxicité de l'hordénine est très faible : la dose minima mortelle en injections intraveineuses oscille en effet entre 0 gr. 25 et 0 gr. 30 par kilogramme d'animal. En injections sous-cutanées elle est de 2 gr. par kilogramme pour le cobaye, de 1 gr. pour le rat. En ingestion la dose mortelle chez le chien est de 2 gr. environ. Le chiffre exact est d'ailleurs difficile à déterminer par suite des vomissements que provoque cette ingestion.

Les symptômes d'intoxication traduisent avant tout l'action sur le système nerveux. Ce sont des phénomènes corticaux caractérisés par une phase d'excitation, hallucinations, convulsions toniques et cloniques suivies d'une phase de paralysie.

Les réactions bulbaires sont peut-être encore plus précoces, elles produisent des troubles respiratoires : polypnée avec degré variable de dyspnée suivie d'une phase prolongée d'apnée. Les vomissements sont constants dans les cas d'intoxication mortelle.

La mort est due à un arrêt respiratoire par action du poison sur le bulbe. La respiration artificielle peut la retarder et même l'empêcher, le cœur continuant à battre encore quelque temps après l'arrêt respiratoire. La phase critique de l'intoxication pendant laquelle la mort peut survenir est très courte : elle ne dépasse pas dix minutes pour les injections intraveineuses, 3/4 d'heure pour les injections sous-cutanées. Passé ce temps il est exceptionnel de voir survenir des accidents.

Lorsque l'animal survit, tous les troubles causés par le sulfate d'hordénine disparaissent rapidement, en une demi-heure ou une heure, ne laissant aucun signe d'intoxication. D'après quelques analyses de M. Léger, on sait que l'hordénine s'élimine en partie par les reins.

Action sur le sang.

« Le sulfate d'hordénine n'a pas d'action hémolysante, mais sa solution isotonique est assez concentrée 6,5 %, ce qui implique un poids moléculaire assez élevé ; il est en effet de 375 environ. »

Ce sel a une action retardante sur la coagulation du sang et du plasma oxalaté, d'autre part il abaisse notablement la température de coagulation.

Action sur la circulation.

L'action sur la circulation nous intéresse tout particulièrement par les indications thérapeutiques qu'on en peut déduire. M. Camus a cherché ce qui dans les modifications produites par le sulfate d'hordénine revenait au système nerveux et au muscle cardiaque.

Une première série d'expériences faites sur des chiens et des lapins chloralosés l'amène aux conclusions suivantes :

« Le sulfate d'hordénine injecté dans le torrent sanguin détermine des modifications de la circulation qui se traduisent par une élévation de la pression sanguine avec changement dans le rythme et l'amplitude des pulsations. Si la quantité de substance injectée est faible, 0 gr. 001 par kilogramme, l'élévation de la pression sanguine s'accompagne de ralentissement avec augmentation d'amplitude des pulsations ; si la quantité de substance injectée est forte, soit au moins 0 gr. 010 par kilogramme, l'élévation de la pression sanguine s'accompagne d'accélération et de diminution d'amplitude des pulsations.

« Le mécanisme du phénomène comporte l'intervention du système nerveux cardiaque : le bulbe commande le ralentissement et l'augmentation d'amplitude des pulsations, par l'intermédiaire du nerf pneumogastrique. Ces modifications du fonctionnement cardiaque compensent en partie l'effet vasoconstricteur qui suit l'injection d'hordénine. Quand le bulbe est supprimé, l'on obtient à la suite de l'injection d'hordénine l'élévation de la pression sanguine, l'accélération des pulsations cardiaques et la diminution de leur amplitude. Les fortes doses qui donnent l'accélération cardiaque diminuent passagèrement l'excitabilité nerveuse et peuvent même supprimer l'action du pneumogastrique sur le cœur.

C'est pour cette raison que les doses supérieures à 0,01 gr. de sulfate d'hordénine par kilogramme produisent surtout l'élévation de la pression avec accélération cardiaque et diminution d'amplitude des pulsations.

L'ingestion du sulfate d'hordénine n'a pas une influence aussi notable sur la circulation sanguine ; on observe dans ce

cas surtout de l'accélération du rythme cardiaque avec élévation de la pression.

Dans une deuxième série d'expériences, M. Camus étudie
l'influence directe du sulfate d'hordénine sur le muscle cardiaque pour lequel il se montre d'une très faible toxicité. La
survie du cœur isolé plongé dans une solution forte à 4 ou 5 °/₀
est abrégée ; elle n'est pas modifiée dans une solution faible.
Sur le cœur disposé pour la circulation artificielle comme sur
le cœur *in situ* chez les animaux privés de leur système nerveux, on note sous l'influence de doses faibles un ralentissement appréciable. Avec les doses toxiques apparaît la tendance
à l'arrêt diastolique par diminution de la tonicité musculaire
du cœur qui se laisse distendre ; le retour du cœur *ad integrum* est possible.

M. Tiffeneau a obtenu des résultats analogues avec le chlorhydrate d'homordénine.

$$C^6 H^4 \diagdown_{OH}^{CH^2 - N \diagup_{CH^3}^{CH^3}}$$

Instillé *in situ* sur le cœur d'une grenouille privée de son
système nerveux, ce sel produit un ralentissement progressif
du cœur avec augmentation d'amplitude des pulsations. Les
fortes doses occasionnent de l'arythmie avec possibilité de retour *ad integrum*.

L'injection intraveineuse de petites doses (0,002 gr. par kg.)
détermine chez le chien chlorolosé une élévation de la pression sanguine en même temps qu'une accélération sensible des
pulsations. Les doses fortes (0,05) produisent d'abord une excitation passagère et atténuée de l'appareil cardio-inhibiteur,
qui a pour effet le ralentissement du cœur. Dans une deuxième
phase, la pression artérielle s'élève de nouveau progressivement

tandis que les battements du cœur s'accélèrent. L'hordénine reste donc avant tout un agent vaso-constricteur et hypertenseur.

Par comparaison avec le sulfate d'hordénine, le chlorhydrate d'homordénine est 10 fois moins actif. L'action vaso-constrictive de ces bases est due, comme l'ont établi Barger et Dale, à la fonction phénolique. Cette action d'après ces auteurs serait conditionnée en partie par le nombre d'atomes de carbone de la chaîne latérale aminée ; elle est maxima lorsque cette chaîne contient deux atomes de carbone comme c'est le cas pour l'hordénine ; on a vu plus haut que l'homordénine n'a dans sa chaîne latérale aminée qu'un seul atome de carbone.

Il convient de remarquer à ce propos que le dérivé le plus énergique de l'hordénine, dont l'activité se rapproche le plus de l'adrénaline, est l'iodométhylate d'hordénine qui, tout en restant phénolique et aminé, devient un dérivé ammonium quaternaire.

Action sur la respiration.

Les troubles respiratoires sont constants ; étant parmi les premiers que provoque le sulfate d'hordénine, ils sont, comme nous l'avons vu, la cause habituelle de la mort dans l'intoxication par ce sel. Chez les animaux chloralosés on observe d'abord une courte phase d'accélération bientôt suivie d'une longue phase d'apnée pendant laquelle le cœur exécute des mouvements d'une amplitude souvent considérable. A ce moment, ou bien la respiration reprend son rythme normal, ou bien surviennent des mouvements agoniques. Si l'on pratique la respiration artificielle, même à des animaux profondément intoxiqués, on peut obtenir la survie. Aucune modification respiratoire ne se produit sous l'influence de la section des pneumo-gastriques ; cependant l'introduction de sulfate d'hordénine au niveau du bulbe peut en provoquer de particulièrement accusées.

Action sur les sécrétions.

« Sur les sécrétions continues comme sur les sécrétions intermittentes, le sulfate d'hordénine a une action manifeste mais transitoire. Il peut faire apparaître les sécrétions qui sont suspendues, comme la sécrétion salivaire, pancréatique et lacrymale. Il peut aussi accroître passagèrement les sécrétions qui existent avant l'injection comme la sécrétion biliaire ou rénale.

Enfin des doses fortes diminuent les sécrétions ainsi que l'excitabilité des nerfs sécréteurs. »

Action sur le tube digestif.

L'action du sulfate d'hordénine sur le tube digestif n'apparaît que pour les fortes doses. En ingestion et en injection sous-cutanées ce sel produit d'une manière constante des nausées et des vomissements, ces derniers ne sont évités que dans les injections intraveineuses. En revanche dans les injections intrarachidiennes, on observe des vomissements violents.

Les fortes doses produisent une paralysie de l'intestin et une diminution de l'excitabilité des nerfs mésentériques. Les doses faibles en ingestion ne déterminent aucune modification du poids des *ingesta* et des *excreta*, mais les selles sont moins liquides.

Action sur la température.

Les doses de 0,50 par kg. en injections sous-cutanées, produisent assez rapidement un abaissement sensible et assez durable de la température.

Action sur le système nerveux.

Cette action, comme nous l'avons vu, se traduit avant tout par des phénomènes d'excitation de la corticalité : agitation, hallucinations, mouvements impulsifs, troubles respiratoires, tremblements, convulsions toniques et cloniques et enfin paralysie.

Les troubles respiratoires, les vomissements, le ralentissement cardiaque, l'élévation de la pression sanguine expriment en grande partie l'action de l'hordénine sur le bulbe. Nous avons noté également plus haut la paralysie des pneumogastriques par les fortes doses qui influencent pareillement les splanchniques et les nerfs sécréteurs de l'intestin. Le nerf dépresseur et les nerfs sensitifs ont également une sensibilité diminuée par ces hautes doses. La sensibilité générale ne disparaît complètement que dans la phase ultime de l'intoxication.

Action sur les ferments solubles.

Le sulfate d'hordénine à haute dose retarde l'action de la pepsine, de la dypsine, de la liposéidine, de la maltase, de la présure et de l'invertine sans que pour cela d'ailleurs ces ferments soient détruits.

Action sur les microbes.

Une solution à 5 % est bactéricide pour le bacille d'Eberth, à 4 % pour le bactérium coli et le vibrion de Massouah.

Ce pouvoir antiseptique est à retenir, bien qu'on ne puisse sans inconvénient donner de doses suffisantes pour réaliser l'asepsie absolue du milieu intestinal. Les doses thérapeutiques permettent d'atteindre un degré de concentration de 1 %₀, qui a déjà sur le développement des germes pathogènes un pouvoir retardant considérable.

CHAPITRE III

DONNÉES THÉRAPEUTIQUES.

Des applications cliniques faites jusqu'à ce jour, il résulte que le sulfate d'hordénine est avant tout un spécifique des diarrhées. Il a donné de très bons résultats dans les diarrhées infantiles (Tomey, Jarricot à la dose de 0 gr. 015 mmgr. par kilogramme corporel). Toutefois il faut se souvenir que chez l'enfant en bas-âge l'injection de sulfate d'hordénine détermine des réactions bulbaires précoces et passagères, mais qui ont été plusieurs fois alarmantes.

Chez l'adulte le traitement amène toujours une diminution rapide du flux diarrhéique et des fermentations et d'autre part un relèvement des forces et une augmentation de poids : le sulfate d'hordénine a ainsi trouvé des indications dans les entérites cholériformes, dysentériformes et muco-membraneuses, dans les diarrhées des pays chauds qui sont toujours très favorablement influencées et enfin dans la fièvre typhoïde où il régularise les fonctions intestinales et semble hâter la guérison.

Il n'a aucune action sur l'entérite tuberculeuse, ni sur les entérites hyposténiques qu'il peut même aggraver.

Les vétérinaires ont obtenu les meilleurs résultats dans la maladie des jeunes chiens.

Le pouvoir hypocrinique du sulfate d'hordénine s'est montré également très efficace dans les gastropathies avec stase et hyperchlorhydrie. D'après M. Sabrazès, les douleurs cèdent, la rétention gastrique est moindre, l'acide chlorhydrique diminue ainsi que l'activité des ferments, l'intestin se régularise, le poids augmente.

Les propriétés vaso-constrictives et hypertensives du sulfate d'hordénine ont été également utilisées en clinique. MM. Sabrazès et Guérive ont observé, dans des cas d'hyposystolie avec dyspnée d'effort, un ralentissement de la respiration et des pulsations, une élévation de la tension artérielle et une augmentation de la diurèse. M. Jarricot a étudié l'effet hypertenseur de la teinture de radicelles d'orge même aux plus faibles doses.

En somme, on se trouve en présence d'un médicament à la fois antidiarrhéique, stimulant et tonicardiaque.

$$\text{CHAPITRE IV}$$

LE SULFATE D'HORDÉNINE EN INGESTION ET EN INJECTIONS HYPODERMIQUES (1).

Nous n'avons soumis au traitement par les injections sous-cutanées de sulfate d'hordénine seulement ceux de nos typhiques qui présentaient des troubles intestinaux accusés. La dose quotidienne a varié de 0 gr. 25 à 1 gr. et même 1 gr. 50. Nous n'avons jamais prolongé le traitement au delà de dix jours, pour éviter la constipation. Nous nous sommes servis de la solution aqueuse saturée à 25 %

OBSERVATION I

Fièvre typhoïde au 10ᵉ jour.

GAUCH..... 33 ans, nᵒ 661. Entré à l'Hôpital Auxiliaire nᵒ 2 le 27 octobre 1914.

Symptômes à l'entrée : Inappétence. — Constipation. — Taches rosées. — Température 40°. — P. 100. — Albuminurie. — Séro-diagn. $+ \dfrac{1}{30^c}$.

Evolution : Abaissement rapide de la température qui oscille entre 38° et 39°.

---

(1) Nous tenons à remercier ici M. l'abbé Brochard dont le concours nous a été infiniment précieux dans toutes nos recherches.

2 novembre. Bronchite diffuse avec congestion des bases.

4 novembre. La température remonte au-dessus de 39°. — Débâcle diarrhéique. — 10 selles très abondantes. Baisse des urines. Le tannin et le benzonaphtol sont sans action.

Le 9 novembre, on fait une injection sous cutanée de 0 gr. 50 de sulfate d'hordénine. — Le malade n'a que 2 selles, mais le lendemain la diarrhée reparaît très fétide, le malade est complètement épuisé.

Du 11 au 21 novembre, on fait tous les jours une injection de 0 gr 50. — Le nombre des selles descend immédiatement à 5.

Le 15 novembre, les selles sont déjà moins liquides et surtout beaucoup moins fétides. — Température 38°. — P. 90. — PA. 11/5.

Le 20 novembre, le malade n'a plus que 2 selles jaunes, la température est redescendue à la normale. — La pression artérielle s'est relevée 11/7. — La diurèse est abondante.

Le 26 novembre, commence à s'alimenter. — Convalescence rapide.

Le sulfate d'hordénine a eu chez ce malade une action antiseptique sur les fermentations intestinales et surtout une action hypocrinique énergique qui a contribué à relever la pression artérielle et l'état général.

OBSERVATION II

Fièvre typhoïde au 15ᵉ jour.

God..... 30 ans, n° 718. Entré à l'Hôpital Auxiliaire n°   le 6 novembre 1914.

Symptômes à l'entrée : Inappétence. — Nausées. — Diarrhée très liquide verdâtre et fétide. — Trois à quatre selles par jour. — Taches rosées. — Céphalée. — Température entre 39° et 40°. — Pouls régulier à 106. — Séro-diagn $+ \dfrac{1}{20^c}$.

Traitement : Comme à tous nos malades on donne chaque jour deux lavements froids. A partir du 8 novembre on fait une injection sous-cutanée de 0 gr. 50 de sulfate d'hordénine.

Le 13 novembre, selles moins fréquentes (2 à 3) et beaucoup moins fétides.

Le 18 novembre, température 39°. — P. 100. — PA. 13/7. — Urines 1¹,500. On suspend le sulfate d'hordénine.

Le 25 novembre, commence la défervescence mais les selles redeviennent mauvaises, on fait des injections quotidiennes de 0 gr. 75 et 1 gr. de sulfate d'hordénine pendant 10 jours.

Le 28 novembre, il y a déjà une grande amélioration, le malade n'a qu'une selle moulée. — Température 38°5. — P. 100. — PA. 12/7.

Le 5 décembre, la guérison est définitive. — Température 37°5. — P. 90. — PA. 11/8.

La convalescence se poursuit dans les meilleures conditions.

Le sulfate d'hordénine a eu chez ce malade une action antiseptique très nette sur le milieu intestinal et une action tonicardiaque assez manifeste pour maintenir la pression artérielle constante même à la période critique de défervescence.

OBSERVATION III

Fièvre typhoïde au 15e jour.

DUL... 33 ans, n° 721. Entré à l'Hôpital Auxiliaire n° 2 le 6 novembre 1914.
Symptômes à l'entrée : Prostration. — Inappétence. — Etat saburral. — Diarrhée très fétide. — Taches rosées — Météorisme. — Grosse rate. — Hyperthermie, hypotension 9/6. — Albuminurie. — Séro-diagn. + $\frac{1}{40^e}$

DATE	DOSE	PRESSION		P	T°	U	SELLES	SYMPTOMATOLOGIE
		M x	M n					
13 nov. au 19	0gr.40 —	11 13	7 7	100 —	39°5 38°5	1500 2C00	2 s. très fétide. 1 s. normale.	Etat général très amélioré.
24 nov.	0gr 25	9	6	84	37°6	1700	4 s. normale.	
25 nov.	—	11	7	80	37°2	1800	2 s. normale.	Amélioration définitive.
6 déc.	—	—	—	100	39°8	2000	3 s. liquide.	Rechute.
9 déc.	0gr.50	13	6	90	38°9	1800	1 s. fétide.	
10 déc.	—	11	5	90	38°	1500	2 s. fétide.	Bon état général.
11 déc.	—	—	—	100	39°	1800	1 s moins fétide.	
12 déc.	—	—	—	96	38°	3000	1 s. moins liquide.	
13 déc.	—	—	—	—	38°2	2700	1 s. avec lavement.	On suspend l'hordénine. Guérison.
18 déc.	—	—	—	—	—	—	—	

Le sulfate d'hordénine diminue la fétidité et le nombre des selles, soutient le cœur et relève l'état général très touché chez le malade avant l'institution du traitement. — N'empêche pas la rechute.

OBSERVATION IV

Rechute de fièvre typhoïde.

Dur .... 23 ans, n° 744. Entré à l'Hôpital Auxiliaire n° 2 le 15 novembre 1914.

Symptôme à l'entrée : Fièvre typhoïde grave, ataxo-adynamique avec collapsus cardiaque guérie fin décembre. — Rechute d'origine alimentaire.

Le 9 janvier 1915, pendant 15 jours température entre 39° et 40°. — Foyer de congestion pulmonaire à gauche. — Réapparition d'une diarrhée très fétide pour laquelle nous donnons du sulfate d'hordénine par la voie digestive.

A la fin de la première atteinte, à partir du 21 décembre, le malade prend 4 bulles de sulfate d'hordénine par jour, soit 0gr. 40. Au bout de trois jours les selles sont meilleures et moins fétides.

Les 28, 29 et 30 décembre, il prend 0gr.80. — Les selles redeviennent normales.

Pendant la rechute le malade a chaque jour 4 à 5 selles liquides et très fétides. La lactobacilline, administrée du 16 au 21 janvier à raison de 8 comprimés par jour, ne donne aucun résultat.

A partir du *23 janvier*, le malade prend chaque jour 0gr.60 de sulfate d'hordénine ; dès le troisième jour les selles sont moins liquides et moins fétides. Le 27 le malade a 2 selles moulées ; au début de février la guérison est définitive.

Le sulfate d'hordénine, bien qu'administré à faible dose, s'est montré plus efficace que la lactobacilline pour combattre le flux diarrhéique.

OBSERVATION V
Fièvre typhoïde au 10ᵉ jour.

Pin... 22 ans, n° 791. Entré à l'Hôpital Auxiliaire n° 2 le 27 novembre 1914.

Symptômes à l'entrée : Vomissements bilieux. — Diarrhée verte très liquide, 4 à 5 selles par jour. — Taches rosées. — Grandes oscillations thermiques avec rémissions matutinales. — Pouls régulier. — Hypotension : $Mx = 14$, — $Mn = 3$. — Séro-diagn. $+ \frac{1}{5^{\circ}0}$.

Date	Dose	P A		P	T°	U	Selles	SYMPTOMATOLOGIE
		M x	M n					
1ᵉʳ déc.	0gr.50	12	7	96	38°	—	4 s. vertes.	Albuminurie. — Dépression.
2 déc.	1gr.	13	8	80	37°	—	5 s. panachées jaune et vert.	
3 déc.	1gr.50	—	—	80	36°8	750	4 s. verdâtres.	
4 déc.	1gr.50	—	—	84	37°	1250	5 s. verdâtres.	
5 déc.	—	—	—	88	37°	1000	4 s. jaunes moins liquides.	Vomissements
6 déc	—	Impossible		120	36°	1000	4 s. jaunes moins liquides.	
9h.	—	à prendre						
12h.	1gr.	10	8	104	37°2	—	—	Tendance syncopale. — P. à 120 après plusieurs vomissements.
7 déc.	—	12	7	80	36°5	1300	4 s. jaunes moins liquides.	
8 déc.	0gr.50	13	7	84	37°	1200	3 s jaunes moins liquides.	
9 déc.	0gr.75	13	7	88	37°	900	2 s. moulées.	
10 déc.	—	11	7	72	36°5	1700	2 s. moulées.	Guérison.

Le sulfate d'hordénine a modifié rapidement la qualité des selles et d'une manière moins évidente leur quantité.

OBSERVATION VI

Cachexie et Entérite post-typhoïdique.

GUICH .. . 22 ans. n° 918. Entré à l'Hôpital Temporaire n° 32, le 15 janvier 1915.

Renseignements : Est resté 3 mois sur le front. Fièvre typhoïde à allure sérieuse en novembre 1914, traitée à Amiens avec diarrhée très abondante, température à 39° et 40° pendant un mois. — Délire moteur, surdité, amnésie consécutive de toute cette période. Pendant la défervescence, abcès multiples aux membres inférieurs.

Symptômes à l'entrée : Aspect cachectique inquiétant. — Pâleur cireuse des téguments. — Sécheresse ichtyosique de la peau. — Cheveux clairsemés. — Fonte des masses musculaires, surtout aux membres inférieurs. — Diarrhée très fétide. — Fermentations intestinales — Toux quinteuse et fatigante. — Expectoration peu abondante mais purulente (renferme seulement des staphylocoques et des pneumocoques). — Bronchite diffuse. — Sommet droit submat en arrière. — Respiration rude et quelques râles fixes.

Palpitations, dyspnée d'effort. Au cœur un peu d'éréthisme, tachycardie constante. — Pouls petit, entre 110 et 120. Pas d'inégalités ni d'irrégularités.

Hypotension 11/6.

Température entre 37° et 38°.

Urines 1 à 2 litres.

L'examen du sang montre un taux d'hémoglobine de 5, 5°/₀.

L'examen des urines : une hypoazoturie marquée 10 gr. 5 par 24 h.

Le sulfate d'hordénine en ingestion et en injection sous-cutanée a donné de bons résultats. A l'entrée selles très fétides et très liquides ; on note dès le lendemain une amélioration après l'administration de 0 gr 60 de sulfate d'hordénine par la bouche. Au bout de 5 jours selles moulées, mais dès qu'on supprime l'hordénine la diarrhée fétide réapparait. Du 5 au 11 février, on donne 1 gr de sulfate d'hordénine. Amélioration rapide qui cesse deux jours après la suppression du médicament. A partir du 18 février, on fait des injections souscutanées de 1 gr. de sulfate d'hordénine (solution à 25 °/₀) pendant 8 jours. Dès ce moment le malade commence à prendre du poids. Le pouls est à 90-96 au lieu de 110 à 120. L'amélioration est définitive. Le malade se lève au début de mars.

En somme, action antidiarrhéique énergique et secondairement tonicardiaque.

OBSERVATION VII

Fièvre typhoïde au 5ᵉ jour.

MEN..... 31 ans, n° 930. Entré à l'Hôpital Auxiliaire n° 2 le 27 janvier 1915.

Symptômes à l'entrée : Dépression. — Diarrhée abondante et très fétide. — Température 39°. — P. 100. — Séro-diagn. $+\dfrac{1}{50^c}$.

Traitement : 1 gr. de sulfate d'hordénine en injections hypodermiques. Le nombre des selles va en augmentant (4 à 5) mais leur fétidité diminue, le ventre est moins ballonné.

Le 1ᵉʳ février, foyer de congestion pulmonaire.

Le 2 février, laryngite. — Ulcération typhique de la base de la langue. — Température 39°. — P. 110. — Urines 1.100.

On continue le sulfate d'hordénine jusqu'au 7 février. A partir du 6 février, le malade n'a plus qu'une ou deux selles par jour, le ventre est souple. — L'état général très amélioré, malgré la persistance des signes pulmonaires.

20 février, défervescence. PA. 13/6.

Le sulfate d'hordénine a combattu efficacement les troubles intestinaux (le traitement a été suspendu pour ne pas arriver à la constipation), il a relevé l'état général et soutenu le cœur qui n'a présenté aucune défaillance malgré les graves complications survenues au cours de la maladie.

OBSERVATION VIII

Fièvre typhoïde au 8ᵉ jour.

Soul..... 24 ans, n° 1001. Entré à l'Hôpital Auxiliaire n° 2 le 8 février 1915.

Symptômes à l'entrée : Prostration. — Diarrhée fétide abondante. — Grosse rate. — Taches rosées très nombreuses. — Pouls régulier mais petit. — Légère albuminurie. — Vacciné contre la fièvre typhoïde (une injection en novembre 1914, une en janvier 1915). Hémoculture positive.

Les jours suivants l'état du malade s'aggrave, la température se maintient aux environs de 40° malgré la balnéation. On institue le traitement par les injections intraveineuses de sulfate d'hordénine (*Voir :* Observations VI, chapitre V) : mais, la diarrhée augmentant, nous avons en même temps recours aux injections sous-cutanées à la dose de 1 gr. par jour.

Le 12 février, le malade a dix selles jaunes et verdâtres.

Le 13 février, on note déjà une amélioration.

Le 14 février, encore huit selles.

Les jours suivants l'amélioration est définitive, le malade n'a plus qu'une ou deux selles par jour.

Le *18 février*, on arrête le traitement. La défervescence se poursuit rapidement. La guérison est définitive.

Le sulfate d'hordénine a donné chez ce malade de très beaux résultats comme désinfectant intestinal. Le flux diarrhéique s'est trouvé ralenti déjà après une seule injection de 0 gr. 75.

CONCLUSIONS

Chez tous nos malades nous avons obtenu une amélioration qui apparaît dès le troisième jour ; elle se traduit avant tout par une diminution notable du flux diarrhéique et des fermentations. Le malade récupère des forces à mesure que s'atténuent les phénomènes diarrhéiques, son poids augmente. La pression artérielle se relève et ne présente plus de fléchissement. Le cœur est resté indemne et sans défaillance, la maladie a eu toujours une évolution bénigne.

Il nous semble qu'on peut dans le traitement de la fièvre typhoïde tirer de l'emploi du sulfate d'hordénine des avantages réels.

CHAPITRE V

LE SULFATE D'HORDÉNINE EN INJECTIONS
INTRAVEINEUSES

Dans une note préliminaire présentée à l'Académie de Médecine (1) en collaboration avec M. Mercier nous avons résumé les résultats de notre pratique des injections intraveineuses de sulfate d'hordénine dans la fièvre typhoïde. Le chapitre ci-dessous donne le détail des observations qui ont servi de base à ce travail.

Technique et mode d'emploi.

Pour introduire le sulfate d'hordénine dans le courant circulatoire, il nous a fallu préparer une solution isotonique. D'après M. Camus le titre de cette solution est de 6,5 %. Or dans ce cas, la concentration trop forte du médicament le rend d'un maniement difficile. Après divers essais nous avons adopté la formule suivante :

Glycose.	47 gr.
Sulfate d'hordénine .	5 »
Eau pour	1000 »

Cette solution est légèrement hypertonique, ce qui dans la circonstance ne présente aucun inconvénient.

On peut se servir, pour faire les injections, de l'ampoule graduée d'Emery pour le salvarsan qui a l'avantage, grâce à son débit modéré, de permettre même à un opérateur peu exercé de pousser l'injection avec toute la lenteur désirable. Mais pratiquement on peut employer la seringue de Roux, à condition de procéder avec une lenteur extrême, de manière à éviter les acci-

(1) R. Mercier (de Tours) et Mlle W. Caussé Ratuld, *Les injections intraveineuses de sulfate d'hordénine dans la fièvre typhoïde. (Communic. à l'Acad. de Méd.,* séance du 1er juin 1915).

dents causés par la vitesse toxique. Dans la majorité des cas l'introduction dans le courant circulatoire de 25^{cm3} de la solution nécessitera une durée minima de deux minutes. Dans les congestions pulmonaires, où l'accélération de la respiration cause une gène plus marquée, elle sera de trois à quatre minutes.

Dose.

La dose minima mortelle de sulfate d'hordénine par la voie intraveineuse est de 0,25 centigr. en moyenne par kilogramme d'animal. D'autre part l'activité de ce sel se manifeste, avons-nous vu, aux plus faibles doses ; elle est très caractérisée pour 0 g. 001 à 0 gr. 002. La zone de maniabilité est donc très étendue. Toutefois nous n'avons administré chez nos malades que les faibles doses qui satisfaisaient pleinement aux besoins thérapeutiques. Nous avons fait des injections de 0, gr. 125 de sulfate d'hordénine par dose, c'est-à-dire une moyenne de 0 gr. 002 par kilogramme et nous n'avons jamais dépassé 0 gr. 25 soit 0,005 par kilogramme. Dans ce dernier cas, nous avons en général dilué le sulfate d'hordénine dans 250^{cm3} de sérum glycosé qui, tout en ajoutant à l'action tonifiante du sulfate d'hordénine, permet de l'introduire dans l'organisme d'une manière plus lente et progressive. La dose quotidienne ne s'est jamais élevée au-dessus de 0gr. 375. Il nous semble d'ailleurs qu'elle pourrait être dépassée sans aucun inconvénient.

Les accidents opératoires sont d'une part ceux des injections intraveineuses pour ainsi dire négligeables, d'autre part ceux qui peuvent être imputés en propre à l'hordénine et qui consistent dans la réaction bulbaire parfois un peu alarmante : réflexe nauséeux violent, apnée, ralentissement inquiétant du pouls. Nous avons noté ces incidents trois fois sur les 126 injections que nous avons pratiquées. Ils ont d'ailleurs été tout à fait passagers, ne durant pas plus d'une minute, après quoi tout rentrait dans l'ordre.

La première fois, notre solution était trop concentrée, et nous attribuons l'incident à la vitesse toxique.

La deuxième fois (OBSERVATION V), la dose était assez élevée, 48 cm³ de notre solution soit 0 gr. 24 ; c'est dans ce cas que les troubles ont été le plus nets.

Dans le troisième cas, nous n'avons pas trouvé de cause à la tendance syncopale (OBSERVATION XIII).

OBSERVATIONS

Désireux de présenter nos observations sous la forme la plus concrète, nous les avons résumées en des tableaux synoptiques dans lesquels en regard des doses injectées nous avons inscrit l'action du sulfate d'hordénine sur la pression artérielle, la respiration, le pouls, la température, la diurèse et la marche générale de la maladie. D'autre part nous avons analysé, à la fin de chaque observation, les réactions immédiates qui traduisent l'excitation bulbaire et les réactions tardives seules recherchées pour leur valeur thérapeutique.

OBSERVATION I

Fièvre typhoïde au 8ᵉ jour.

MAYN... n° 796. Entré à l'Hôpital Auxiliaire n° 2, le 27 novembre 1914.

Symptômes à l'entrée : T° à grandes oscillations. — Pouls régulier. — Langue rôtie. — Taches rosées. — Diarrhée très fétide. — Grosse congestion pulmonaire droite. — Délire, agitation. — Séro-diagn. $+\dfrac{1}{50^c}$.

OBSERVATION I

Date	Heure	Durée	Dose	Pression		P	R	T°	U	SYMPTOMATOLOGIE
				Mx	Mn					
1ᵉʳ déc.	9h.	. . .	. . .	13	7	100	24	39°3	1500	
	13h 0′	. . .	8cc.	—	—	—	—	—	—	
	1′	. . .	—	—	—	—	40	—	—	
2 déc.	14h.	. . .	—	17	6	104	28	37°5	1800	
	0′	. . .	10cc.	—	—	—	—	—	—	
	10′	. . .	—	—	—	96	—	—	—	
	15h.	. . .	—	16	6	92	20	37°3	—	
3 déc.	—	. .	—	14	7	96	28	39°3	1500	
4 déc.	—	. . .	—	13	6	100	30	40°	1000	Vomissements.
5 déc.	9h.	. .	—	13	6	96	30	39°4	1000	
	15h.	. . .	—	13	6	104	32	38·8	—	
		. . .	10cc.	—	—	—	—	—	—	
	16h.	. . .	—	14	8	88	28	39°5	—	
6 déc.	15h.	. . .	—	13	7	96	32	39°3	900	Délire. — Agitation.
		. . .	10cc.	—	—	—	—	—	—	
	16h.	. .	—	14	7	96	28	—	—	
7 déc.	10h.	. . .	—	13	7	96	24	38°7	1000	
	0′	. .	15cc.	—	—	—	—	—	—	
	1′	. .	—	—	—	—	36	—	—	
	2′	. .	—	—	—	—	40	—	—	
	18h.	. . .	—	—	—	96	32	39°5	—	
8 déc.	16h.	. . .	—	12	7	88	28	39°2	900	Réflexe nauséeux.
		. .	15cc.	—	—	—	—	—	—	

OBSERVATION I (*suite*)

Date	Heure	Durée	Dose	Pression		P	R	T°	U	SYMPTOMATOLOGIE
				Mx	Mn					
9 déc.	—	. . .	—	13	7	100	32	39°	1500	Diazo. +
10 déc.	15h.	. .	—	12	7	100	30	38°	1700	
			20cc.							
11 déc.	—	. . .	20cc.	12	7	104	30	39°1	2000	
	—	. . .		—	—	—	36	—	—	
12 déc.	—	. .	—	14	6	96	30	38°9	1700	Amélioration.
13 déc.	9h.	. . .	—	12	7	100	28	38°5	—	
	10h.	. .	20cc.	—	—	—	—	—	—	
14 déc.	—	. .	—	—	—	94	—	38°5	1000	
15 déc.	—	. .	—	—	—	80	24	37°5	800	Furonculose.
16 déc.	9h.	. .	—	12	7	86	24	37°2	1100	
	14h.	. .	20cc.	—	—	—	—	—	—	
	18h.	. . .	—	12	6	84	—	—	—	
17 déc.	10h.	. . .	—	11	6	84	20	36°5	1100	
	15h.	. . .	20cc.	—	—	—	—	37°8	—	
	18h.	. . .	—	—	—	86	—	—	—	
										Guérison.

Chez ce malade l'action immédiate du sulfate d'hordénine se traduit par une accélération dyspnéique de la respiration, un ralentissement de pouls et une sensation de chaleur à la tête accompagnée de rougeur de la face, une fois un réflexe nauséeux. Ces phénomènes sont tout à fait fugaces et disparaissent moins d'une minute après la fin de l'injection, qui est en somme très bien tolérée.

L'effet thérapeutique apparaît au bout d'un quart d'heure.

L'hordénine procure avant tout une sensation de bien-être remarquable, que nous retrouverons chez tous nos malades. Elle combat énergiquement la prostration mais pas le délire. D'autre part elle soutient le cœur qui, malgré une très forte congestion pulmonaire ne présente aucune défaillance dans tout le cours de la maladie Enfin l'état général est amélioré et l'évolution de la maladie semble favorablement influencée. En résumé, action stimulante et tonicardiaque.

OBSERVATION II

Fièvre typhoïde au 20e jour.

LAMB... 32 ans, n° 824. Entré à l'Hôpital Auxiliaire n° 2 le 10 décembre 1914.

Symptômes à l'entrée : Prostration. — Ballonnement du ventre. — Bronchite diffuse. — Albuminurie. — Séro-diagn. $+\dfrac{1}{50^c}$.

Date	Heure	Durée	Dose	Pression		P	R	T°	U	Symptomatologie
				Mx	Mn					
13 déc.	9h.	. . .	—	11	4	86	24	37°	900	*Sang* { globules rouges 6.510 000 / gl. bl 6.690. — Poly. 80 %. / hémoglobine 10 %.
15 déc.	11h.	. . .	—	11	5	88	24	37°	1200	
			20cc.	—	—	—	—	. – .	—	Dyspnée. — Polypnée. — Vomissement.
16 déc	15h.	. . .		10	6	96	24	37°5	1100	
	0'	. . .	24cc.	—	—	—	—	—	—	
	1'	. . .	—	—	—	—	28	—	—	
	2'	. . .	—	—	—	—	30	—	—	R. suspirieuse. — Nausées.
	16h.	. . .	—	10	5,5	80	20	—	—	
17 déc.	10h.	. . .	—	10	6	88	—	37°8	1000	
	14h.	. . .	—	11	6	80	20	36°	—	
	—	. . .	24cc.	—	—	—	—	—	—	
	16h.	. . .	—	13	5	88	28	36°5	—	
18 déc.			—	10	6	90	—	37°8	1300	
20 déc.	12h.	. . .		13	6	90	—	37°	1800	Diphtérie nasale bénigne.
	16h.	. . .	20cc.	—	—	—	—	—	—	
21 déc.			—	—	—	86	—	39°	1500	Aggravation. — Congestion pulm.
23 déc.	15h.	. . .	—	14	4	88	—	38°9	1300	
			25cc.	—	—	—	—	—	—	
	18h.	. . .	—	—	—	90	—	38°5		
27 déc.	. . . .	. . .	. . .	. . .	. . .	. . .	. . .	. . .	. . .	Otite suppurée.
2 janv.	. . . .	. . .	. . .	. . .	. . .	. . .	. . .	. . .	. . .	Guérison.

Action immédiate : Un peu de céphalée et de vertige, sensation de chaleur à la tête, accélération très marquée de la respiration surtout à la dernière injection, sans doute à cause de la congestion pulmonaire apparue ce jour-là. Enfin l'injection détermine une fois un vomissement, une fois des nausées.

Action tardive : Sensation de bien-être si manifeste que le malade réclame vivement l'injection. Sommeil plus tranquille, moins de prostration. Le pouls se maintient régulier, la pression artérielle ne paraît pas influencée. Les selles vertes et liquides sont moins nombreuses, sans être modifiées qualitativement.

En résumé, action faiblement antidiarrhéique et fortement stimulante.

OBSERVATION III

Fièvre typhoïde grave au 24e jour.

Dur... 23 ans, n° 744. Entré à l'Hôpital Auxiliaire n° 2 le 18 novembre 1914.

Symptômes à l'entrée : Face vultueuse. — Prostration. — Adynamie. — Congestion pulmonaire base droite. — Hypotension. — T. 40°. — Séro-diagn. $+ \dfrac{1}{50^c}$.

OBSERVATION III

Date	Heure	Durée	Dose	Pression Mx	Pression Mn	R	P	T°	U	SYMPTOMATOLOGIE
18 nov.	9h.	· · ·	—	9	6	—	110	39°	500	L'injec. d'adrénaline réveille le malade de sa torpeur.
	11h.	· · ·	300cc.	—	—	—	—	—	—	
—	· · ·	sérum	—	—	—	—	—	—		
—	· · ·	glyc.	—	—	—	—	—	—		
—	· · ·	+ 1	—	—	—	—	—	—		
—	· · ·	mmgr	—	—	—	—	—	—		
—	· · ·	adré-	—	—	—	—	—	—		
	12h.	· · ·	naline	15	6	—	—	—	—	
	19h.	· · ·	cr.	15	7	.	100	40°3	—	
19 nov.	10h.	· · ·	—	12	6	—	98	39°	1000	
	17h.	· · ·	--	14	6	. -	90	39°6	...	
3 déc.	9h.	· · ·	—	11	7	. -	100	38°2	800	Syncope. — P. filant.
5 déc.	15h.	· · ·	10cc.	13	7	—	100	—	1300	
—	· · ·	sulf.	--	--	...	—	—	—		
	17h.	· · ·	d'H.	113	7	. .	105	39°	—	
6 déc.	9h.	· · ·	—	12	5	—	100	—	1000	Légère amélioration.
	13h	· · ·	12cc	13	6	...	...	—	—	Pouls mieux frappé.
	16h.	· · ·	--	14	6	—	93	39°	—	
7 déc.	12h.	· · ·	10cc.	13	6	—	—	—	500	
	13h.	· · ·	—	15	6	—	—	—	—	
	16h.	· · ·	—	14	6	—	105	39°2	—	
8 déc.	11h.	· · ·	30cc.	13	7	20	104	—	500	Etat stationnaire.
—	· · ·	en 2f.	—	—	—	—	—	—		
	17h.	· · ·	—	12	5	—	—	—	—	

OBSERVATION III (*suite*)

Date	Heure	Durée	Dose	Pression		R	P	T°	U	Symptomatologie
				M x	M n					
8 déc.	18h.	. . .	—	12	5	—	100	39°	—	
9 déc.	10h.	. . .	20cc.	13	6	24	100	38°9	800	
10 déc.	11h.	. . .	—	13	6	28	102	—	1700	Nouvelle éruption de taches rosées. — Suda-
	16h.	. . .	20cc.	—	—	—	104	38°7	—	mina.
11 déc.	9h.	. . .	—	15	6	24	104	—	2800	
	17h.	. .	20cc.	—	—	—	100	38°8	—	
12 déc.	8h.	. . .	—	12	5	24	100	—	2500	Diminution des signes pulmonaires.
	18h.	. . .	20cc.	—	—	—	95	38°5	—	
13 déc.	16h.	. . .	40cc.	13	5	25	—	--	1700	
	—	. . .	en 2 f	—	—	—	100	38°5	—	
14 déc.	13h.	. . .	—	12	6	—	100	38°8	1800	
16 déc.	9h.	. . .	23cc.	10	5	-	104	--	2000	
	14h.	. . .	—	12	6	—	—	—	—	
	17h.	. .	25cc.	11	5	—	102	37°8	--	
17 déc.	8h.	. . .	—	11	6	—	102	—	1700	
	14h.	. .	25cc.	—	—	—	—	—	—	
	19h.	. . .	20cc.	—	—	—	95	37°5	—	
18 déc.	9h.	. . .	. . .	10	6	—	80	37°4	1500	Guérison.

Action immédiate : Sensation de chaleur à la tête, rougeur de la face, polypnée, ralentissement du pouls.

Action tardive : 5 à 10 minutes après l'injection, le malade ressent un réel bien-être, se sent moins oppressé Le ralentissement du pouls est passager. La pression artérielle ue s'élève pas mais se maintient à des chiffres constants.

Conclusion. Le sulfate d'hordénine a été le seul tonicardiaque employé du 5 au 25 décembre, période pendant laquelle le malade n'a plus présenté de défaillance cardiaque comme avant l'institution du traitement. Il n'a pas permis d'éviter la rechute, d'origine alimentaire survenue le 8 janvier, ni la tachycardie observée si souvent au cours de la convalescence.

OBSERVATION IV

Fièvre typhoïde grave au 5° jour.

Chaus... 39 ans, n° 117. Entré à l'Hôpital Temporaire n° 32 le 20 janvier 1915.

Symptômes à l'entrée : Délire. — Hébétude. — Insomnie. — Surdité. — Langue rôtie. — Trémulante. — Diarrhée très fétide. — Périsplénite. — P. petit 120. — Cyanose des oreilles. — Bronchite diffuse. — Forte albuminurie.

Date	Heure	Durée de l'in.	Dose	Pression Mx	Pression Mn	R	P	T°	U	SYMPTOMATOLOGIE
26 janv.	8h.	—	—	—	—	28	116	39°5	—	Aggravation. — Congestion pulmonaire double.
	17h.	—	—	13	7	28	100	40	—	
27 janv.	8h.	—	—	13	6	30	110	38"	750	
	20h.	—	—	—	—	32	120	39"	—	
	0	4'	25cc.	—	—	—	—	—	—	
	1'	—	—	—	—	56	—	—	—	
	2'	—	—	—	—	40	—	—	—	Forte dyspnée
	4'	—	—	—	—	36	—	—	—	
28 janv.	8h.	—	—	—	—	30	120	38"	750	Incontinence des matières. *Soubresauts des tendons.*
		4'	25cc.	—	—	—	—	—	—	
	11h.	—	—	12	7	—	120	38°6	—	Cyanose des extrémités. — P. incompt.
		2'	25cc.	—	—	—	—	—	—	
	14h.0'	3'	25cc.	—	—	—	—	—	—	
		2'	—	—	—	—	44	120	—	—	

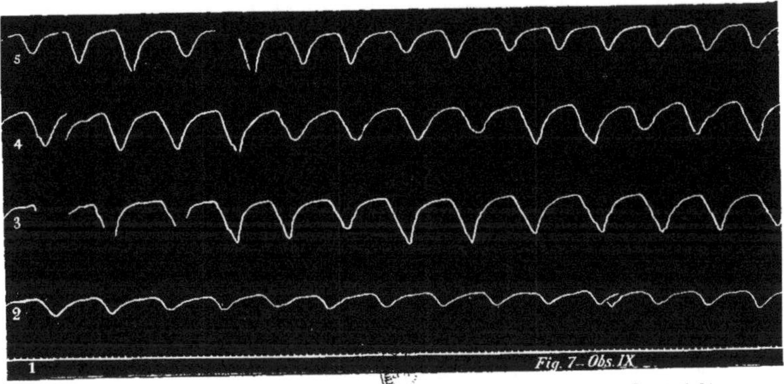

Fig. 7. — Obs. IX — 8 fév. 1915. — 1) Temps en secondes : 2-3-4-5) Grands mouvements respiratoires. — 2) Avant l'injection. — 3) Une minute après le début de l'injection. — 4) Trois minutes après le début; — 5) Une minute après la fin de l'injection;

OBSERVATION IV *(suite)*

Date	Heure	Durée de l'inj.	Dose	Pression Mx	Pression Mn	R	P	T°	U	Symptomatologie
28 janv.	16h.	—	250 s. glyc. + 1 mmgr adrénaline	—	—	—	—	—	—	*Sang* { Gl. rouges. — 8 432000. / Gl. bl. — 4.630. — Poly 60 °/o / Hémogl. 9 °/o.
	20h.			15	7	—	116	40°	—	
29 janv.	8h.	—	—	13	7	32	110	39°	1000	
	16h.0'	4'	25cc.	—	—	—	112	—	—	
	1'	—	—	—	—	50	—	—	—	
	5	—	—	—	—	36	—	39°5	—	
30 janv.	8h.	—	—	—	—	10	116	38°9	1200	P. impossible à compter. — Au cœur 116 pulsations.
	15h.	—	—	—	—	40	116	39°	—	
	0'	4'30"	25cc	—	—	—	—	—	—	
	4'	—	—	—	—	58	—	—	—	
	3'	—	—	—	—	56	—	—	—	
		—	—	13	7	—	—	—	—	
31 janv.	8h.	—	—	12	7	55	124	39°2	1100	*Sang* { Urée. — 0gr.33. / Chlorure. — 7 gr. / Hémoglobine — 8,5 °/o.
	15h.0'	4'	25cc.	—	—	—	—	—	—	
	15'	—	—	—	—	36	116	—	—	
1er fév.	8h.	—	—	12	6	46	122	39°8	1000	
	16h.	3'	25cc	—	—	—	—	—	—	
	20h.	—	—	—	—	40	140	—	—	
2 fév.	—	—	—	—	—	—	—	—	—	Agitation. — Cyanose. — Mort.

Action immédiate : Polypnée très marquée et cyanose de la face, sans doute à cause de la stase pulmonaire.

Action tardive : Le seul résultat réel est qu'à plusieurs reprises le pouls, qui était incomptable les 28 et 30 janvier, devient perceptible une demi-heure après l'injection. D'autre part, la cyanose des mains et des oreilles diminue un peu.

La pression artérielle se maintient à peu près constante, mais les oscillations sont inégales et irrégulières : l'intrait de digitale et l'adrénaline en injections intraveineuses n'ont pas donné chez ce malade de résultats plus encourageants.

En définitive, bien que les complications pulmonaires déterminent une dyspnée immédiate beaucoup plus intense que normalement, 75 cc. de notre solution (28 janvier), soit 0 gr. 375 mmgr. de sulfate d'hordénine, ont pu être injectés le même jour en trois fois sans aucun inconvénient. Toutefois, malgré un relèvement momentané du pouls, l'hordénine a échoué chez ce malade au même titre que l'intrait de digitale et l'adrénaline.

OBSERVATION V

Fièvre typhoïde au 15ᵉ jour

Leh .. nº 1157 Entré à l'Hôpital Auxiliaire nº 2 le 15 mars 1915.

Symptômes à l'entrée : Prostration. — Subdélire. — Etat saburral. — Congestion pleuro-pulmonaire droite — Pouls petit, dicrote. — (Vacciné contre la fièvre typhoïde en janvier).

Date	Heure	Durée	Dose	Pression Mx	Mn	R	P	T°	U	SYMPTOMATOLOGIE
19 mars	14h.30	—	—	10	6	112	20	39°2	900	
	0'	10'	48cc.	—	—	—	—	—	. . .	
	1'	—	—	—	—	—	—	—	. . .	Inscription du pouls et de la R.
	3'	—	—	—	—	—	40	—	. . .	
	6'	—	—	—	—	112	28	—	. . .	Perles de sueur à la face.
	12'	—	—	—	..	112	26	—	. . .	
2) mars	10h.	—	—	13	5	—	—	—	1000	Légère amélioration. — Abaissement de la T°.
	13h.30	—	—	—	—	111	28	—	. . .	
	0'	4'	25cc.	—	—	—	—	38°7	. . .	
	1'	—	—	—	—	117	32-40	—	. . .	
	2'	—	—	—	—	108	—	—	. . .	Somnolence diminuée.
21 mars	16h.	—	—	13	6	80	20	37°2	900	
	16h 9' { 0'	4'30"	25cc.	-	—	—	—	—	. . .	Plus de torpeur.
	1	—	—	—	—	—	24	—	. . .	
	2'	—	—	—	—	72	28	—	. . .	
	3'30"	—	—	—	—	—	26	—	. . .	

OBSERVATION V (suite)

Date	Heure	Durée	Dose	Pression Mx	Pression Mn	R	P	T°	U	Symptomatologie
21 mars	6'	—	—	—	—	—	24	—	. . .	Perles de sueur à la face. — Sensation de chaleur.
	7'	—	—	—	—	76	20	—	. . .	
	10'	—	—	—	—	80	22	—	. . .	
	12	—	—	13	7	—	—	—	. . .	
	14h.	—	—	11	6	100	24	36°5	500	
22 mars	6'	6'	22cc.	—	—	—	—	—	. . .	
	1'	—	—	—	—	72	32	—	. . .	
	7'	—	—	—	—	64	24	—	. . .	
	8'	—	—	—	—	76	—	--	. . .	
23 mars		—	—	10	7	60	20	36°7	800	
	11h.30'	—	—	11	6	80	20	36°7	700	
24 mars	10h. 0'	8 30	46cc.	—	—	—	—	—	. . .	
	1'	—	—	—	—	80	28	—	. . .	
	2'	—	—	—	—	80	40	—	. . .	
	3'	—	—	—	—	78	40	—	. . .	
	4'	—	—	—	—	74	44	—	. . .	
	5'	—	—	—	—	65	28	—	. . .	
	6'	—	—	—	—	--	—	—	. . .	Hoquet. — Pâleur de la face. — Pouls imperceptible. — R. superficielle. — Sueurs profuses. — Aucune sensation pénible — En moins d'une minute tout revient dans l'ordre.
	7'	—	—	—	—	—	—	—	. . .	
	13'	—	—	—	—	80	24	—	. . .	
	24'	—	—	—	—	64	20	—	. . .	
25 mars		—	—	11	7	76	20	36°3	1300	
26 mars	14h.30	—	—	10	5	68	24	36°9	1500	Diminution des signes pulmonaires.
	0'	5'	15cc.	—	—	—	—	—	. . .	
	1'	—	—	—	—	60	20	—	. . .	

OBSERVATION V (suite)

Date	Heure	Durée	Dose	Tension Mx	Tension Mn	P	R	T°	U	Symptomatologie
26 Mars	2'	—	..	..	—	68	20	—	. . .	
	3'	.	..	—	—	56	16	—	. . .	
	4'	—	—	—	—	56	23	—	. . .	
	5'	.	..	—	—	»	»	—	. . .	
	17h. 12'	—	—	—	—	48	24	—	. . .	
	15h.	—	—	—	—	52	20	—	. . .	
	15h.10'	—	—	—	—	56	20	—	. . .	
	15h.15'	—	—	—	—	60	20	—	. . .	
	15h.20'	—	—	—	—	64	20	—	. . .	
	17h.	—	—	11	7	76	20	—	. . .	
17 mars	10h.	—	—	10	6	72	20	36°7	1300	
	16h.25	—	—	11	6	62	25	—	. . .	
	16h.38 0'	8'	25cc.	—	—	—	—	—	. . .	
	1'	—	4-1/2	—	—	90	23	—	. . .	
	2'	—	milligr	—	—	40	-	—	. . .	
	3'	—	adrén	—	—	40	23	—	. . .	Oppression, chaleur. — Pâleur. — Batte-
	4'	—	—	—	—	42	28	—	. . .	ment des ailes du nez.
	6'	—	—	—	—	69	—	—	. . .	
	8'	—	—	—	—	81	20	—	. . .	
	9'	—	—	—	—	80	-	—	. . .	
	11'	—	—	—	—	68	-	—	. . .	
28 mars	16h.55'-17'	—	—	11	6	72	18	—	1500	Amélioration définitive.
	10h.	—	—	11	7	64	20	36°1	. . .	Guérison.

Chez ce malade, on a pu le 19 mars enregistrer le pouls et la respiration avant, pendant et après l'injection d'hordénine.

Les tracés (1) pris avant l'injection *(fig. 1)* montrent : 1° des mouvements respiratoires irréguliers et d'inégale amplitude interrompus de quelques soupirs et avec des tremblements dans l'expiration ; 2° un pouls dicrote et de faible amplitude.

Action immédiate : Les injections de 25 cc. sont très bien tolérées, mais, en plus des phénomènes habituels, on note des sueurs abondantes. La respiration est influencée instantanément *(fig. 2)*, l'accélération progressive et l'augmentation d'amplitude apparaissent nettement sur le tracé. Grandes respirations en forme de soupirs, tendance à l'égalité entre les deux temps, inspiration et expiration.

La ligne droite entre l'inspiration et l'expiration marque l'arrêt du levier inscripteur contre le tambour, par suite de la très grande amplitude.

Le pouls *(fig. 2)* est sensiblement *ralenti* et augmenté d'amplitude, — 60 pulsations à la minute.

Une minute après l'injection *(fig. 3)* le pouls est encore plus ample et plus fort (53), la respiration est également ralentie mais diminuée d'amplitude, l'inspiration est supérieure, l'expiration tremblée, ce qui dénote des troubles bulbaires.

Enfin l'injection d'une forte dose (46 cc.) détermine un hoquet assez persistant.

Action tardive : Action remarquable sur l'état typhoïde, la torpeur.

---

(1) Pour toutes nos expériences notre dispositif comprenait :
L'enregistreur de Marey à trois vitesses ;
Le tambour ultra-sensible de Ch. Verdin avec levier de 0,10 cm. :
Le sphygmographe à transmission de Marey ;
Le pneumographe de Marey pour les grands mouvements respiratoires;
Le pneumographe de Ch. Verdin pour les mouvements respiratoires ordinaires.
Tous nos tracés ont été pris à la vitesse lente de l'enregistreur (un tour en 1 minute).
Les sujets étaient étendus dans le décubitus dorsal.
Nous les avons pour la reproduction fait réduire au quart.

GRAPHIQUE DE TEMPÉRATURE. — OBS. V, LEH...

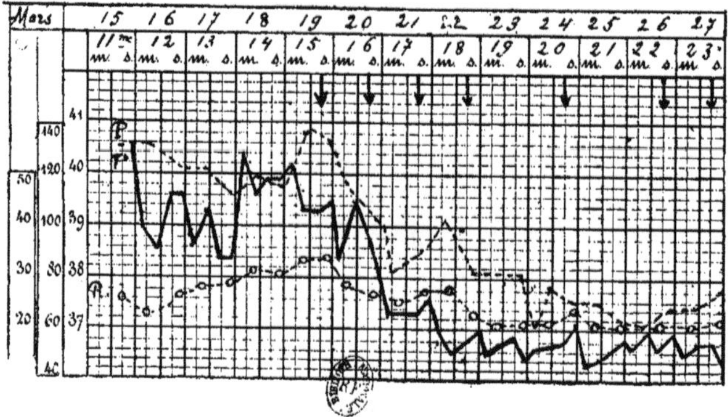

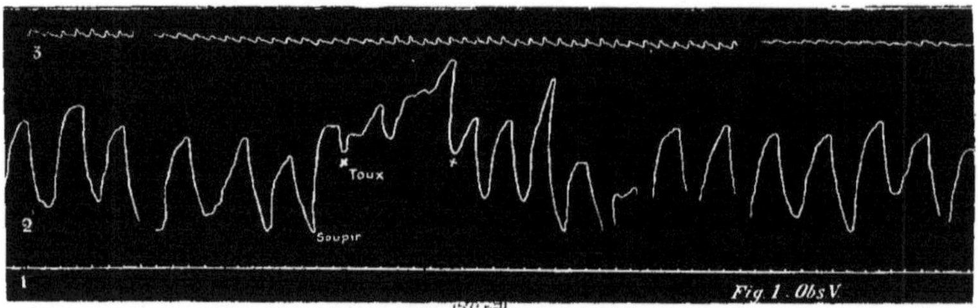

Fig. 1. — Obs. V. — Leh... *19 mars 1915.* — Tracés pris avant l'injection. — 1. Temps en secondes. . . 2. Pneumogramme. — 3. Sphygmogramme.

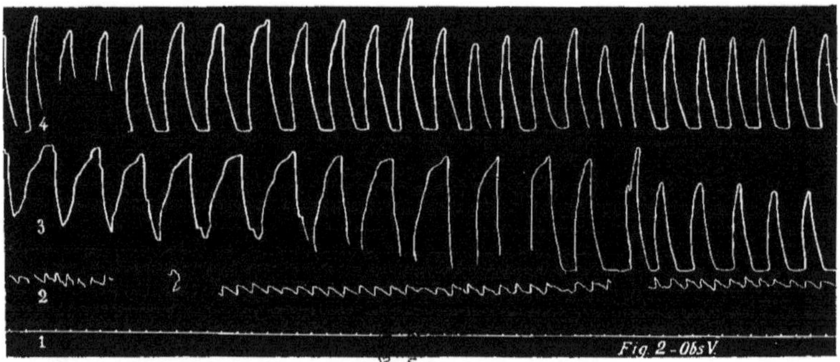

FIG. 2. — Obs. V. — Leh... 19 Mars 1915. — Tracés pris pendant l'injection.
1. Temps en secondes. — 2. Sphygmogramme 7' après le début de l'injection. — 3. Pneumogramme 30" après le début. — 4. Pneumogramme 1'30" après le début.

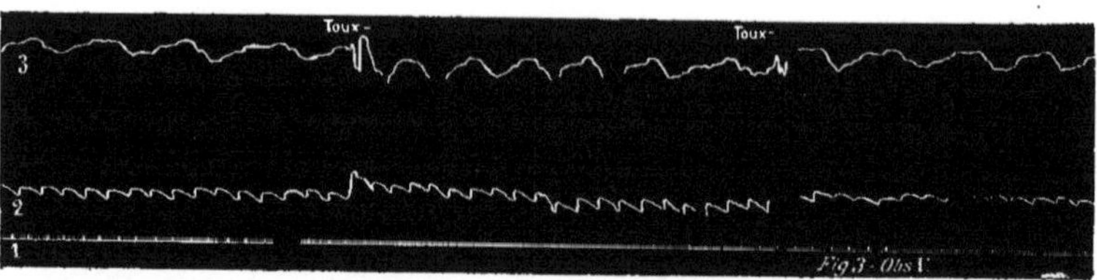

FIG. 3. — OBS. V. — Leh.... — 15 mars 1915. — Tracés pris après l'injection. — 1) Temps en secondes. — 2) Sphygmogramme 1' après l'injection. — 3) Pneumogramme 2'30" après l'injection.

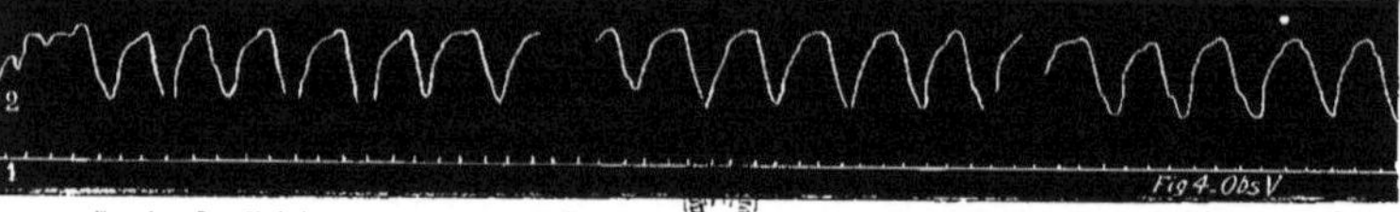

FIG. 4. — OBS. V. Leh.... — 19 mars 1915. — 1) Temps en secondes. — 2) Pneumogramme, une heure après l'injection.

Après deux injections, le malade est tout à fait éveillé et souriant.

Au dire du malade, la respiration serait moins pénible. Le tracé pris une heure après l'injection (*fig. 4*) montre le retour au rythme et à l'amplitude normaux.

Action tonicardiaque efficace : le pouls, très petit, s'est relevé dès la première injection ; il est ralenti et régulier. La pression artérielle se maintient constante. L'hordénine a provoqué chez ce malade une sudation abondante et immédiate.

Elle semble enfin avoir eu une influence réelle sur la courbe thermique. La maladie avait en effet revêtu un caractère de gravité qu'on n'est pas accoutumé de voir chez les vaccinés, et son évolution rapide après l'institution du traitement ne peut être attribuée uniquement à la vaccination antityphique.

A signaler le 24 mars, à la suite d'une injection de 46 cc., une tendance syncopale d'ailleurs fugace.

En résumé : Action stimulante et tonicardiaque énergique, action antithermique.

Fièvre typhoïde au 8e jour.

Soul... 24 ans. Entré à l'Hôpital Temporaire nº 32 le 8 février 1915.

Symptômes à l'entrée : Somnolence. — Torpeur. — Diarrhée fétide abondante. — Grosse rate. — Taches rosées très nombreuses. — Bronchite diffuse. — Pouls petit. — Légère albuminurie. — Hémoculture positive. — (Une injection vaccin antithyphique en novembre 1914. — une en janvier 1915).

Date	Heure	Durée	Dose	Pression		R	P	Tª	l'	Symptomatologie
				M x	M n					
8 fév.	7h.	—	—	14	5	24	96	40º2	—	
11 fév.	7h.	—	—	15	6	24	112	38º9	1250	
—	\ 0'	2'30"	26 cc	—	—	—	—	--	—	
—	I 1'	—	—	—	—	28	—	—	—	
—	/ 2'	—	—	—	—	26	—	—	—	
—	/ 3'	—	—	—	—	--	112	—	—	
—	18h.0'	3'	24 cc.	—	—	—	110	—	—	
—	II } 1'	—	—	—	--	32	—	—	—	
—	1'30"	—	—	--	—	36	100	—	—	Diarrhée profuse. Fuliginosités sur les dents.

Date	Heure	Durée	Dose	Pression Mx	Pression Mn	R	P	T.	U	SYMPTOMATOLOGIE
12 fév.	10h.	—	—	14	6	26	96	38°9	550	Etat saburral très marqué.
—	10h.20. 0'	18'	300 cc	—	—	..	—	—	—	Prostration extrême.
—	3'	—	s.glyc.	—	—	28	96	—	—	On prescrit simultanément des injections
—	6'	—	+ 0,30	—	—	24	94	—	—	sous-cutanées de sulfate d'hordénine contre
—	10'	—	sulf.	—	—	28	96	—	—	la diarrhée.
—	19h.	—	d H.	14	5	26	106	40°7	—	Grande amélioration.
13 fév.	10h.	—	—	15	6	24	100	40°	1200	Le malade est beaucoup plus éveillé.
—	17h.0'	3'	25 cc	—	—	26	—	—	—	
—	1'	—	—	—	—	—	..	—	—	
—	5'	—	—	—	—	—	116	—	—	
15 fév.	18h.	—	—	15	7	28	100	39°1	—	*Sang* { Gl. r. 4 650.000 / Gl. bl. 8680. — Poly 65 °/₀. / Hémoglobine 6,5 °/₀
16 fév.	15h.	—	...	13	6	28	88	39°1	—	
17 fév.	11h.	...	—	14	6	24	96	38°4	1100	
18 fév.	11h.	—	...	14	6	26	100	38°	1200	L'amélioration s'accuse.
—	0'	3'30"	25 cc.	—	—	—	—	—	—	
—	1'	—	—	—	—	28	—	—	—	
—	2'	—	—	—	—	40	—	—	—	Les jours suivants la défervescence se poursuit malgré la persistance des signes pulmonaires.
—	3'	...	...	...	—	32	—	—	—	Guérison rapide.

Action immédiate : Sensation de chaleur à la tête, légère oppression, accélération de la respiration. Les tracés pris chez ce malade montrent que les mouvements respiratoires ne sont pas modifiés pendant l'injection : mais, une minute après celle-ci, la respiration devient beaucoup plus superficielle avec des pauses entre l'expiration et l'inspiration. Ralentissement du pouls.

Action tardive subjective : Sensation de bien-être.

Amélioration manifeste de l'état général, surtout après l'injection de sérum glycosé hordéniné. Action sur la somnolence et la torpeur.

Le sulfate d'hordénine a agi chez ce malade comme un stimulant énergique et semble avoir hâté la guérison.

Tachyarythmie post-typhoïdique.

Gauth... n° 895. Entré à l'Hôpital Auxiliaire n° 2 le 12 janvier 1915.

Symptômes à l'entrée : Amaigrissement. — Anémie. — Tachyarythmie. — Troubles circulatoires fonctionnels. — Emotivité. — Amnésie. — Mouvements choréiques. — Atonie gastrique.

Date	Heure	Temps	Dose	Pression		P	R	T°	U	SYMPTOMATOLOGIE
				Mx	Mn					
23 janv.	9h.	—	—	16	8	96	20	37	. . .	Le pouls inégal présente des intermittences.
24 janv.	9h.	—	—	11	7	96	20	37	. .	Sang { Gl. r. 7 185 000.
	16h.0'	—	25cc.	—	—	—	—	—	. .	Gl. bl. 12.400. — Poly 48 %
	1'	—	—	—	—	—	28	—	. . .	Hémogl. 9.5 %.
25 janv.	11h.	—	—	13	7	—	20	37	. . .	Le pouls est plus égal et plus régulier.
	18h.	—	—	14	7	—	16	—	. . .	
26 janv.	11h.	. . .	. .	12	7	88	24	—	. . .	
27 janv	10h.	—	—	14	8	96	24	—	. . .	
28 janv.	13h.	3'	27cc	14	8	96	24	—	. . .	
	15h.	—	—	—	—	—	—	—	. . .	Sang { Gl. r. 5 456 000.
29 janv	—	—	—	14	8	84	—	—	. .	Gl. bl. 12.400. — Poly 68 %.
30 janv.	12h.	—	—	15	8	124	28	—	. . .	Hémogl. 6 %.
	16h.0'	3'36"	26cc	—	—	à 128	—	—	. . .	Accélération émotive du pouls.
	1'	—	—	—	—	120	32	—	. . .	
31 janv.	—	. .	—	13	7	104	24	—	. . .	Le traitement est interrompu à cause de l'émotivité du malade.

Action immédiate : Réaction émotive violente à chaque injection. Secousses brusques de tout le corps.

A la deuxième injection, sensation de vertige persistant pendant quelques minutes après l'injection Respiration accélérée suspirieuse. Pouls ralenti, rougeur de la face.

Action tardive : Pouls ralenti et *régularisé*.

Conclusion : Les troubles circulatoires et *l'arythmie* ont été nettement améliorés chez ce malade, mais on n'a pas pu poursuivre le traitement à cause de la réaction nerveuse produite par la piqûre.

OBSERVATION VIII

Tachycardie post-typhoïdique.

Bousqu.. 26 ans, n° 989. Entré à l'Hôpital Auxiliaire n° 2 le 8 février 1915.

Symptômes à l'entrée : Etat cachectique. — Congestion pleuro-pulmonaire droite. — (Pneumo-coques et staphylocoques). — Tachycardie. — Pyélonéphrite. — T° entre 36°5 et 38·5.

Date	Heure	Durée	Dose	Pression Mx	Mn	R	P	T°	Γ	SYMPTOMATOLOGIE
21 févr.	10h.	—	25cc	15	7	30	110	38°	2500	42 kg 500.
22 févr.	15h.	—	—	15	7	32	116	38°2	2600	
	16h 0'	4'	25cc.	—	—	—	—	—	—	
	2'	—	—	—	—	32	110	—	—	
	3'	—	—	—	—	28	112	—	—	
	5'	—	—	—	—	—	112	—	—	
	7'	—	—	—	—	28	104	—	—	
	8'	—	—	—	—	—	100	—	—	Légère amélioration de l'état général.
25 févr.	17h	—	—	13	7	31	108	38°4	2000	
	0'	3'15"	25cc.	—	—	—	—	—	—	
	5'	—	—	—	—	35	104	—	—	
26 févr.	11h.	—	—	17	7	33	104	—	2200	Inscription du pouls et de la respiration.
	11h 15'	3'30"	25cc.	—	—	—	—	—	—	
3 mars	15h.	—	—	17	7	32	120	—	—	Pas de modification du pouls.
	16h. 0'	3'	25cc.	—	—	—	—	—	—	

OBSERVATION VIII (suite)

Date	Heure	Durée	Dose	Pression Mx	Pression Mn	R	P	T°	U	SYMPTOMATOLOGIE
3 mars	1'	—	—	—	—	32	—	—	—	42 kg. 500.
	2'	—	—	—	—	36	—	—	—	
	4'	—	—	—	—	28	120	—	—	
	15'	—	—	16	7	—	121	—	—	
4 mars	12h	—	—	—	—	28	120	—	2500	
	0'	3'	25cc.	—	—	—	—	—	—	
	1'	—	—	—	—	36	—	—	—	
	2'	—	—	—	—	28	—	—	—	
	4'	—	—	—	—	28	124	—	—	
5 mars	--	—	—	18	7	—	116	--	2600	On fait 170cc. sérum camphré à 2 %.
7 mars	13h.	—	—	17	7	28	120	—	—	Légère amélioration.
	0'	5'	25cc.	--	—	—	--	—	—	
	1'	—	—	—	—	32	106	—	—	
	2'	—	—	—	—	32	112	—	—	
	4'	—	—	—	—	32	116	—	—	
	17'	—	—	16	8	28	120	—	—	
9 mars	15h	—	—	17	7	32	120	—	2100	
	0'	4'	25cc.	—	—	—	—	—	—	
	2'	—	—	—	—	32	114	—	—	
	5'	—	—	—	—	32	124	—	—	
12 mars	17h.	—	—	17	8	28	124	—	3000	
	0'	3'	25cc.	—	—	—	—	—	—	
	1'	—	—	—	—	38	—	—	—	
	2'	—	—	—	—	38	135	—	—	Etat stationnaire.
	5'	—	—	—	—	32	128	—	—	

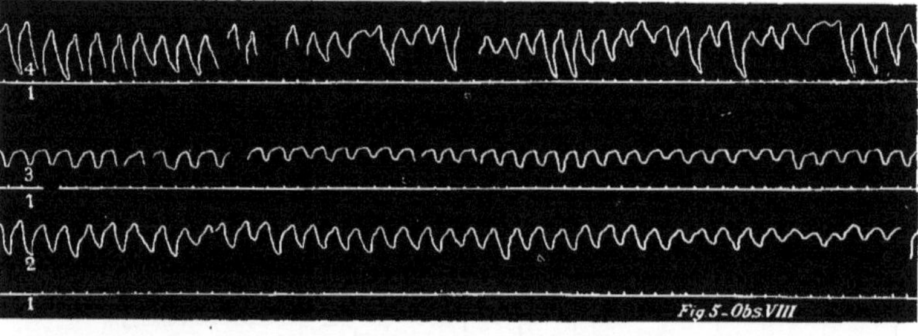

Fig. 5. — Obs. VIII. — Bousqu... — 20 fév. 1915. — 1) Temps en secondes — 2-3-4. Grands mouvements respiratoires. — 2) Avant l'injection. 3) Une minute après. — 4) Trois minutes après la fin.

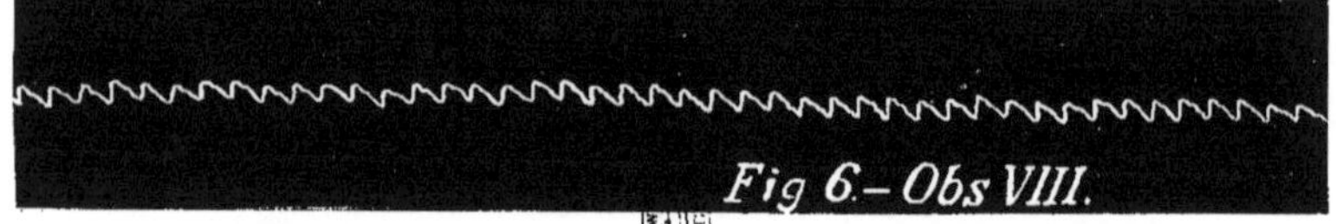

Fig. 6. — Obs. VIII. — 20 février 1915. — Sphygmogramme non réduit dix minutes après l'injection.

Action immédiate : Gêne minime, sensation de chaleur à la tête, sudation légère et oppression. La respiration (*fig. V*) est plus régulière mais diminuée d'amplitude, elle est moins accélérée que chez les autres malades. Le pouls est ralenti momentanément et considérablement augmenté d'amplitude ; tout à fait filiforme avant l'injection, il n'a pu être enregistré que pendant et après celle-ci.

Action tardive : Sensation de bien-être. La régularisation et l'amplification du pouls persistent, mais pas le ralentissement il y a un retour rapide au rythme normal. La pression artérielle paraît baisser peu après l'injection.

Conclusion : Chez ce malade les résultats sont presque nuls, à retenir cependant l'amplification du pouls.

OBSERVATION IX

Myocardite typhique.

Feuilleb... 25 ans, n° 906 Entré à l'Hôpital Auxiliaire n° 2 le 12 janvier 1915.

Symptômes à l'entrée : Fièvre typhoïde en novembre et décembre. — Convalescence lente à cause des troubles circulatoires très marqués : sueurs froides après le repas : Fourmillements, engourdissement des membres inférieurs. — Sensibilité au froid. — Bouffées de chaleur. — Dyspnée d'effort très accusée. — Palpitations violentes. — Tachycardie. — Arythmie. — Hypertrophie du ventricule gauche — Éréthisme cardiaque très prononcé. — Pas de bruits anormaux. — Apyréxie.

OBSERVATION IX

Date	Heure	Durée	Dose	Mx	Mn	R	P	Symptomatologie
20 janv	—	2'45"	25cc.	21	11	28	116	Injection très bien tolérée.
	—	—	—	—	—	28	—	Sensation de bien être durable.
	3'30"	—	—	-	—	—	02	
	40'	—	—	17	9	28	94	
21 janv.	9h.	—	—	18	9	24	100	Grande amélioration. — Les troubles circulatoires
	17h - 0'	2'30"	25cc.	—	—	—	—	s'atténuent.
	1'	—	—	-	—	20	88	
	30'	—	—	17	9	24	80	
22 janv	9h	—	—	16	8	24	96	Pouls régulier.
	18h.	—	—	17	10	24	76	
23 janv.	1ch.	—	—	19	9	24	92	
24 janv.	11h.	—	—	17	8	28	84	
	16h.	2'15"	25cc.	—	—	—	—	
25 janv	11h.	—	—	17	8	23	96	N'a plus de sueurs froides.
	15h.	2'30"	25cc.	--	—	—	—	
	18h.	—	—	17	8	24	84	
26 janv	—	—	—	17	7	--	—	Encore quelques frissons et sens. de froid aux pieds.
27 janv	12h.	—	—	16	8	24	76	
	18h.	2'55"	28cc.	—	—	-	—	
28 janv.	18h	—	—	18	9	24	76	
31 janv	12h.	—	—	19	9	28	100	
	15h	4'	25cc.	—	—	—	—	Au cours de cette injection *lente, réaction très atténuée.*

OBSERVATION IX (*suite*)

Date	Heure	Durée	Dose	Tension Mx	Tension Mn	R	P	SYMPTOMATOLOGIE
1er févr	14h.	—	—	17	8	24	95	
3 févr	19h.	—	—	19	9	28	104	Le malade éprouve de nouveau, des sensations désagréables de froid, mais n'a pas de sueurs ; les palpitations sont moins fréquentes mais plus fortes. — Oppression après le repas.
4 févr	16h 30'	—	—	18 5	8	26	96	
	17h.34'-0'	4'	25cc	--	—	—	—	
	1'	—	—	--	—	22	—	Inspiration. — Profonde expiration prolongée.
5 févr	14h.	—	—	19	8	24	104	
	18h.0'	2'49"	25cc.	—	—	—	—	
	1'	—	—	—	—	24	—	
	3'	—	—	—	—	—	—	
6 févr.	13h.30'	--	--	18	9	24	100	Peut se lever sans éprouver aucun malaise. *Tuméfaction joue droite.*
	0'	1'	24cc.	--	—		—	
	1'	—	—	--	—	24	—	
	2'	—	—	—	—	26	96	
	4'	—	—	—	--	24	84	
	13h.30'-0'	4'	25cc	—	—	—	—	On prend le tracé des grands mouvements respiratoires. L'injection est faite, le malade *debout.* Inscription des gr. mouv. resp pendant l'injection. Amplification des mouv. resp — Expiration tremblée.
	4'	—	—	—	--	—	120	
	10'	--	—	17	9	—	—	
7 févr.	15h.	—	—	15	8	24	92	
	15h.40-0'	2'30"	24cc.	—	-	—	—	Très amélioré. — Sensation de bien-être le 6 au soir.
	1'	—	—	—	—	28	—	
	3'	—	—	—	—	—	88	
	5'	—	—	—	—	—	99	
	15h.	—	—	17	9	24	104	*Périostite du maxillaire inférieur* à staphylocoques. T° 38°.

Date	Heure	Durée	Dose	Tension Mx	Tension Mn	R	P	Symptomatologie
13 févr	0'	2'30"	2cc	—	—	—	—	
	1'	—	—	—	—	28	—	
	3'	—	—	—	—	—	100	
17 févr.	19h.	—	—	18	9	24	100	
	—	3'	25cc.	—	—	.	—	
18 févr	13h	—	—	—	—	24	80	
	0'	2'30"	25cc.	—	—	—	—	
	1'	—	—	—	—	20	82	
	2'	—	—	—	—	24	—	
21 févr.	—	3'	25cc.	—	—	—	92	
22 févr.	16h.	—	—	—	—	24	80	
25 févr.	18h.	—	—	15	8	20	80	Depuis la cessation des piqûres, le malade sent de nouveau quelques malaises, céphalée ; vertiges et sueurs froides après le repas ; bouffées de chaleur fréquentes.
11 mars	9h.	—	—	21	10	—	112	Périostite du maxillaire guérie.
		—	—	16	9	—	120	La *Compression des fémorales* produit un abaissement de la P.A. et une accélération du P. qui indiquent un *myocarde*
12 mars	18h.	—	—	19	9	24	106	*tout à fait insuffisant.*
	0'	3'30"	25cc.	—	—	—	—	
	1'	—	—	—	—	32	—	
	2'	—	—	—	—	34	80	Amélioration immédiate ; la céphalée a cédé.
	4'	—	—	—	—	32	80	
	5'	—	.	—	—	32	8)	Eréthisme cardiaque très marqué.

Nouvelles injections le 13 et 14/III. — L'amélioration persiste jusqu'au 20 mars — 22/III — troubles réapparaissent.

Action immédiate : Sensation de chaleur à la tête et rougeur très marquée de la face survenant d'ailleurs souvent spontanément chez le malade. — Dyspnée et polypnée, augmentation d'amplitude, des mouvements respiratoires (*fig.* 7) qui présentent des tremblements bulbaires. — Ralentissement du pouls ; les injections sont d'autant mieux tolérées qu'elles sont poussées plus lentement.

Action tardive : Sensation de bien être et d'apaisement dès la première injection, sommeil plus tranquille.

L'appareil circulatoire est fortement influencé On note avant tout un ralentissement immédiat et persistant du pouls, la disparition complète des irrégularités, et des arrêts au bout de trois injections. une atténuation marquée de tous les troubles circulatoires : vertige, sueurs, moiteur des mains, sensation de froid. Seul l'éréthisme cardiaque persiste et, malgré une amélioration notable, le malade ne peut faire de grands efforts.

La pression artérielle, élevée chez ce malade, est abaissée rapidement par l'hordénine *(20 et 21 janvier et 6 février).* Cet abaissement est durable et la pression ne remonte au chiffre initial de 21/10 qu'après une longue interruption dans le traitement *(du 21 février au 21 mars).* Nous n'avons pas remarqué d'action sur la diurèse.

L'action de chaque injection se prolonge pendant 3 à 4 jours. L'effet se fait sentir pendant sept jours.

En somme, l'hordénine a donné chez ce malade des résultats tout à fait satisfaisants, comme modérateur et régulateur des fonctions circulatoires.

OBSERVATION X

Entérite et cachexie post-typhoïdiques.

Guien... 22 ans, n° 918. Entré à l'Hôpital Temporaire n° 32 le 13 janvier 1915. Fièvre typhoïde grave avec délire en novembre.

Symptômes à l'entrée : État cachectique. — Bronchite diffuse. — Diarrhée fétide. — Hypotension — Tachycardie. — Palpitations (voir Obs. VI chap. IV).

Date	Heure	Durée	Dose	Pression		R	P	T°	U	Symptomatologie
				Mx	Mn					
20 janv.	11h.	—	—	11	6	24	124	37°	—	On donne simultanément 0gr60 de sulfate d'hordénine par la bouche.
	13h.30'	—	26cc.	—	—	—	—	—	—	
	15h.	—	—	10	6	—	—	—	2160gr.	Aucune amélioration.
21 janv.	16h.	—	—	13	7	—	—	—	—	
	17h.	3'	26cc.	—	—	—	—	—	—	
	18h.	—	—	12	7	—	120	37°4	1500	
22 janv.	9h.	—	—	11	7	—	—	36°6	—	
	18h.	—	—	10	6	—	120	37°2	1500	
24 janv.	12h.	—	—	13	6	—	—	—	—	
	13h.	—	20cc	—	—	—	116	38°	1500	Abcès cuisse droite.
25 janv.	10h.	—	25cc.	—	—	—	—	37°	—	
	18h.	—	—	13	6	—	116	38°1	2000	
27 janv.	12h.	—	—	11	7	—	98	37°5	1600	La diarrhée diminue.

OBSERVATION X (*suite*)

Date	Heure	Durée	Dose	Pression Mx	Pression Mn	R	P	T°	U	SYMPTOMATOLOGIE
28 janv.	18h.	—	—	13	7	—	160	37°8	1700	
31 janv.	12h.	—	—	12	7	—	—	—	—	
	13h.	—	10cc.	—	—	—	108	37°5	1750	
1er févr.	14h.	—	—	12	7	18	102	37°6	2200	La toux quinteuse persiste.
3 févr.	—	—	—	—	—	—	—	37°8	—	
	—	—	—	11,5	5	22	116	39°8	1500	
5 févr.	12h.	—	—	11,5	5,5	24	120	37°9	—	
	14h.	—	—	12	6	24	116	—	—	
	—	—	—	—	—	22	—	—	—	
	18h.	3'30"	20cc	—	—	26	108	38°2	2000	
6 févr.	13h.	—	—	11	6	—	116	38°	1600	
	0'	—	24cc.	—	—	32	120	—	—	
	1'	2'	—	—	—	36	124	—	—	
	1'30"	—	—	—	—	—	—	—	—	
	4'	—	—	—	—	28	120	—	—	
13 févr.	15h.	—	—	11	7	24	108	37°2	1400	Les inj. sous-cutanées de sulfate d'hordénine à la dose de 1 gr. arrêtent la diarrhée D'où amélioration de l'état général.
	0'	3'	25cc.	—	—	—	—	—	—	
	1'	—	—	—	—	24	—	—	—	
	2'	—	—	—	—	28	—	—	—	
25 févr	18h.	—	—	11	6	20	98	37°4	1500	
10 mars.	—	—	—	14	8	18	92	36°6	1500	

Action immédiate : Sensation de chaleur à la tête, gêne respiratoire, légère angoisse, une fois sensation de vertige.

Action tardive : On note seulement une sensation subjective de bien-être. La tachycardie, la pression artérielle ni la diurèse ne paraissent influencées par le traitement.

L'échec des injections intraveineuses tient, il nous semble, à ce que la tachycardie résultait chez ce malade d'un état de dénutrition extrême et non d'une atteinte du myocarde. Le pouls s'est en effet ralenti dès que le flux diarrhéique a été arrêté par les injections sous-cutanées de sulfate d'hordénine.

OBSERVATION XI

Fièvre typhoïde au 13ᵉ jour.

Champ... 27 ans, n° 924. Entré à l'Hôpital Auxiliaire n° 2 le 14 janvier 1915.
Symptômes à l'entrée : Etat général satisfaisant, début brusque par frissons répétés. — Céphalée intense.
— Arthralgies généralisées. — Insomnie. — Constipation. — Séro-diagn. $+\dfrac{1}{50^e}$.

Date	Heure	Durée	Dose	Pression Mx	Mn	Respirations	Pouls	T°	U	SYMPTOMATOLOGIE
24 janv.	—	—	—	12	7	14	76	38°9	2200gr	43 kg. 800.
25 janv.	15h. 0'	2'50"	25cc.	13	6	16	88	—	—	
	18h.	—	—	13	5	20	88	38°4	2250	
26 janv.	16h.	6'45"	32cc.	11	6	16	76	39°2	2000	Expiration prolongée Sensation de vertige momentané.
27 janv.	18h.	2'30"	25cc.	11,5	7	16	56	37°3	2300	
28 janv	18h.	—	—	14	7	12	82	38°3	2150	*Sang* { Gl rouges 6.324,000 / Gl. bl. 9.300. — Poly, 72 % / Hémogl. 14 °
31 janv	12h.	—	—	13	6	20	92	—	—	
	15h.	4'	26cc.	13	6	20	92	38°2	1900	
1er févr	—	—	—	14	6	20	80	37°9	2100	
3 févr.	—	—	—	13	6	24	88	36°8	1700	Défervescence.
4 févr.	—	—	—	13	6	20	68	36°6	2200	

OBSERVATION XI (suite)

Date	Heure	Durée	Dose	Pression Ma	Pression Mn	Respirations	Pouls	T°	U	Symptomatologie
5 févr.	11h.	—	—	12	6	20	68	—	—	
	18h.	2'30"	22cc	12	6	24	68	—	—	
	—	—	—	—	—	18	72	37°1	2500	
6 févr.	13h. 0'	—	—	12	7	16	64	—	—	
	1'	4'	25cc.	—	—	20	68	—	—	
	1'30"	—	—	—	. .	—	48 qq. arrêts	—	—	*Sang* { Gl. rouges 8,835,000
	23'	—	--	—	—	—	61 rythme	—	—	Gl. blancs 8,060. — Poly, 60 %
	30'	—	—	13	7,5	16	60 normal	37°	2000	Hémoglobine 8 %
7 févr.	15h. 15'	—	—	12	7	16	68	—	—	
	16h.	4'	25cc.	—	—	16	—	36°7	2300	
11 févr.	18h.	—	—	13	7	12	72	36°4	2750	L'amélioration persiste. Aliment. potage, purée.
12 févr.	—	—	—	12	7	16	64	36°6	2600	*Rechute.* Céphalée embarras gastrique.
16 févr.	9h.	—	—	—	—	20	92	—	—	Intolérance gastrique, vomisse-
	18h.	—	—	—	—	30	118	38°6	2000	ments biliaires répétés.
17 févr.	9h.	—	—	—	—	18	116	38°	—	L'injection provoque des nausées
	18h.	—	—	18	7	18	98	39°2	2000	et un vomissement, mais est suivie d'une amélioration immédiate, nausées cessent.
20 févr.	9h.	—	—	14	7	20	96	—	—	L'injection détermine vomissement
	15h.	3'	25cc.	—	—	12	100	39°1	500	biliaire.
21 févr.	16h.	3'	25cc.	—	—	14	100	38°6	600	L'amélioration persiste.
22 févr.	—	—	—	13	6	18	98	38°5	6·0	*Sang* { Gl rouges 7,440,000 / Gl. blancs 12690. — Poly 60 %. / Hémogl. 9 %

OBSERVATION XI (suite)

Date	Heure	Durée	Dose	Pression Mx	Mn	Respiration	Pouls	T°	U	Symptomatologie
2 févr.	11h.	—	—	—	—	—	—	36°	—	Tension artérielle très abaissée, oscill. de très faible amplitude entre 11 et 6 nulle au delà et au-deçà. Injec. : réflexe nauséeux sans vomissement.
25 févr	15h.	4'	25cc.	11	6	18	90	38°1	1500	
	—									
26 févr		4'	20cc.	11	6	16	80	36°	2000	Au sphygmomanomètre oscillation, beaucoup plus nette. Injection tr. bien tolérée, uniquement sécheresse de la bouche.
3 mars	17h. 0'		—	13	7	15	68	36°7	—	Sécheresse de la gorge et de la langue, toux sèche.
	1'	3'	25cc.	—	—	13	81	—	—	Sang (Gl. rouges 6,448,000
	4'	—	—	—	—	14	72	—	—	Gl. bl. 5,580. — Poly 40 °/₀
	6'	—	—	—	—	14	56	—	—	Hémogl. 6,5 °/₀
	8'	—	—	—	—	15	60	—	1700	
9 mars.	13h.30'		—	16	8	28	96	37°	—	
	13h.52'	3'	24cc.	—	—	—	—	—	—	
	1'	—	—	—	—	—	—	—	—	
	2'30"	—	—	—	—	—	—	—	—	Inscription du pouls.
	7'	—	—	—	—	12	68	—	3000	Inscription de la respiration. Guérison.

Action immédiate : Sensation de chaleur à la tête, parfois vertige passager, sécheresse de la langue et de la gorge ayant provoqué une fois une quinte de toux. Gêne respiratoire, sensation de striction ou pesanteur thoracique. Accélération de la respiration qui devient suspirieuse et arythmique. L'expiration est parfois tremblée et prolongée (*fig. 8*). Ralentissement et augmentation d'amplitude du pouls (*fig. 8*). Réflexe nauséeux à la période d'intolérance gastrique.

Action tardive : Une ou deux minutes après la fin de l'injection, tous les troubles mentionnés plus haut disparaissent entièrement. Cinq à dix minutes après, le malade éprouve *toujours* une sensation de *bien-être* ou tout au moins de mieux-être durable : elle persiste en effet quelques heures même à la période de plus forte dépression et beaucoup plus longtemps à la période de défervescence. Les injections favorisent le sommeil.

La pression artérielle n'est que faiblement influencée, toutefois il nous a semblé qu'elle subit moins de variations que chez les malades qui n'ont pas été traités par l'hordénine. D'autre part, nous notons que les oscillations sont plus amples au sphygmomanomètre de Pachon (*Ex. 26 février après l'injection du 25*).

L'action la plus remarquable chez ce malade a été sur les phénomènes d'intolérance gastrique très prononcés avec inappétence complète, nausées constantes et vomissements incoercibles survenus au cours d'une rechute. Deux heures après la première injection et malgré les vomissements qu'elle a déterminés, le malade commence à sentir du goût aux boissons et n'a plus que quelques nausées dans le courant de la nuit.

Après la deuxième injection les nausées disparaissent complètement, l'amélioration est définitive.

La diurèse ne paraît pas influencée, en revanche la sécrétion salivaire est ralentie ou même supprimée pendant l'injection.

L'évolution de la fièvre typhoïde est assez rapide — 33 jours, — mais dès qu'on commence l'alimentation, survient une rechute (*16 mars*), au cours de laquelle l'état général est beaucoup plus atteint que pendant la première atteinte.

En résumé : L'hordénine a agi chez ce malade comme stimulant et tonicardiaque, mais elle a surtout combattu efficacement les troubles digestifs.

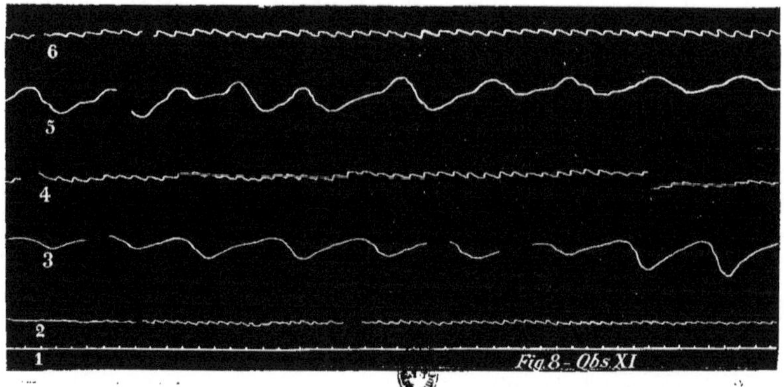

Fig. 8. - Obs. XI. - Champ... - 9 mars 1915. — 1) Temps en secondes. — 2 et 3) Sphygmogramme et pneumogramme avant l'injection ; — 4) Sphygmogramme 1' après le début de l'injection. - 5) Pneumogramme 2'30'' après le début. — 6) Sphygmogramme 15' après la fin de l'injection.

OBSERVATION XII

Fièvre typhoïde au 10ᵉ jour.

Gk .. 37 ans, n°   . Entré à l'Hôpital Auxiliaire n° 2 le 18 mars 1915.

Symptômes à l'entrée : Vacciné contre la fièvre typhoïde en décembre 1914. — Douleurs gastriques excruciantes — Palpation impossible. — Intolérance gastrique absolue. — Anorexie, diarrhée — Insomnie complète. — Hémoculture + — Etat général assez touché.

OBSERVATION XII

Date	Heure	Durée	Dose	Pression		R	P	T°	SYMPTOMATOLOGIE
				M x	M n				
21 mars	16h.30'	8	—	1	7	88	20	30"	Injection très bien tolérée.
	0'	8'	25cc.	—	—	—	—	—	
	4'	—	—	—	—	—	26	—	30' après l'injection, sensation de bien-être. — Disparition de la *douleur*. — Le malade boit avec plus de goût et *dort*. — C'est la première bonne nuit depuis le début.
	9'	—	—	—	—	76	20	—	
22 mars	15h.	—	—	14	7	76	20	38°9	
	0'	4'30'	25cc.	—	—	—	—	—	
	1'	—	—	—	—	72	22	—	Amélioration persiste. — Palpation douloureuse.
	5'30'	—	—	—	—	72	22	—	
									Sommeil tranquille.
23 mars	16h.	—	—	13	7	—	—	38°7	
24 mars	15h.	—	—	14	6	72	20	38°7	L'amélioration s'accuse à vue d'œil. — La température baisse. — L'état saburral a cédé complètement. — Le malade boit avec goût le lait et les tisanes, repose et dort paisiblement.
	0'	5'	24cc.	—	—	—	—	—	
	2'	—	—	—	—	64	28	—	
	4'	—	—	—	—	60	28	—	
	6'	—	—	—	—	60	20	—	
	10'	—	—	—	—	62	20	—	
25 mars	—	—	—	13	7	—	—	37°4	
26 mars	15h.5'	—	—	12	7	72	18	37°	L'amélioration persiste. — Apyrexie, très bon état général.
	15h.9' 0'	3'45"	25cc.	—	—	6	—	—	
	1'	—	—	—	—	62	24	—	
	2'	—	—	—	—	60	—	—	
	3'	—	—	—	—	56	—	—	
	4'	—	—	—	—	52	22	—	Le malade guéri entre en convalescence.
	11'	—	—	—	—	62	22	—	
	15'	—	—	—	—	60	20	—	
	17h.	—	—	13	7	56	20	—	

GRAPHIQUE DE TEMPÉRATURE. — OBS. XII. GR...

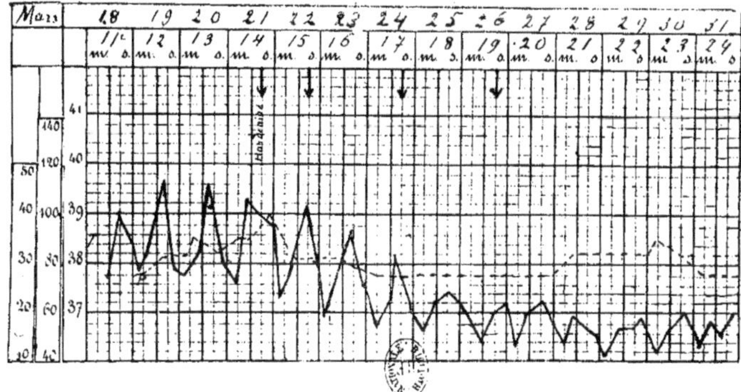

Action immédiate : Les injections sont très bien tolérées ; elles déterminent les réactions habituelles, mais pas de vomissements malgré l'état nauséeux du malade.

Action tardive : Action plus manifeste que chez tous les autres malades. La première injection a, en moins d'une demi-heure, enlevé la douleur « comme avec la main ». Le malade, jusqu'ici complètement immobile et contracturé dans son lit, peut changer de position. Une heure après l'injection, la palpation de la région épigastrique est déjà plus facile et moins douloureuse. Il dort paisiblement pour la première fois depuis le début de la maladie ; le lendemain, de son propre aveu, il a l'impression d'être ressuscité.

Mêmes modifications de la respiration et du pouls que chez les autres malades. Les troubles digestifs sont influencés aussi favorablement que la douleur. Celle-ci disparue, on voit aussitôt cesser les nausées et la répulsion pour les aliments. A partir de ce jour le malade prend volontiers la ration normale de nos typhiques, c'est-à-dire 1 litre 1/2 à 2 litres de lait et un litre de tisanes café et autres boissons.

La diarrhée diminue ; après la deuxième injection, le 24 les selles sont moins liquides et moins nombreuses ; le 29 mars, selles moulées.

Enfin, sans oublier que le malade avait été vacciné contre la fièvre typhoïde en décembre, il semble qu'on puisse attribuer chez lui à l'hordénine l'abaissement progressif de la température et la rapidité de la guérison.

En définitive, l'hordénine a été chez ce malade d'une efficacité absolue contre l'intolérance gastrique et l'anorexie. Elle a diminué le flux diarrhéique, mais elle a eu avant tout une action pour ainsi dire élective sur l'élément douleur et par contre-coup sur l'insomnie.

OBSERVATION XIII

Dyspepsie post-typhoïdique.

Dupl.... 35 ans, n° 1154. Entré à l'Hôpital Auxiliaire n° 2 le 12 mars 1915.

Symptômes à l'entrée : Fièvre typhoïde en février. — Troubles dyspeptiques très accusés. — Régurgitations fréquentes des aliments. — Nausées, renvois. — Flatulence. — Anorexie. — Sueurs après le repas. — Douleur épigastrique. — Insomnie.

OBSERVATION XIII

Date	Heure	Durée	Dose	Pression		R	P	T°	V	Symptomatologie
				Mx	Mn					
21 mars.	17h 0	3'30"	21 cc.	14,5	6	—	—	37°	—	
	1'	—	—	—	—	20	68	—	1400	
	2'	—	—	—	—	16	63	—	—	
	3'	—	—	—	—	16	69	—	—	
	4'	—	—	—	—	17	63	—	—	
						—	63	—	—	
	0'	3'45"	25 cc.	—	—	—	—	37°6	3200	Grande amélioration
	1'	—	—	—	—	—	—	—	—	Atténuation de la douleur.
22 mars.	3'	—	—	—	—	20	70	—	—	Sommeil tranquille.
	4'	—	—	—	—	22	74	—	—	
						19	66	—	—	
24 mars.	17h.25	3'	24 cc.	16	8	—	—	37°2	3000	
	1'	—	—	—	—	—	—	—	—	
	2'	—	—	—	—	—	—	—	—	
	3'	—	—	—	—	24	63	—	—	
	4'	—	—	—	—	24	60	—	—	
	10'	—	—	—	—	24	63	—	—	
						20	64	—	—	Tendance syncopale fugace
26 mars.	15h.0'	4'30"	15 cc.	17	7	—	—	37°5	2700	Sommeil amélioré.
	1'	—	—	—	—	20	72	—	—	Disparition de l'état nauséeux.
	2'	—	—	—	—	—	72	—	—	
	3'	—	—	—	—	27	68	—	—	
	6'	—	—	—	—	—	63	—	—	
	14'	—	—	—	—	24	60	—	—	
	19'	—	—	—	—	22	64	—	—	
						24	60	—	—	

Action immédiate : Ralentissement du pouls constant.

Action tardive : L'action tardive se traduit par une atténuation des douleurs, un retour au sommeil normal, une sensation de bien-être et de repos

Les troubles circulatoires, sueurs après les repas, bouffées de chaleur sont généralement influencés.

L'action sur le tube digestif est assez manifeste puisque les vomissements cessent après la deuxième injection. Les autres troubles dyspeptiques persistant, on suspend le traitement.

En résumé, action favorable sur l'état général, le sommeil et l'état nauséeux.

———

OBSERVATION XV

Fièvre typhoïde au 8ᵉ jour.

Bourg. . . nº 810. Entré dans le service d'isolement de l'Hôpital Auxiliaire nº 2 le 3 janvier 1915.

Symptômes à l'entrée : Grosse rate périsplénite. — Séro diagn. $+ \dfrac{1}{50^e}$.

Le 22 janvier, péricardite avec épanchement.
Régression rapide.

Le 4 février, il n'y a plus de liquide. Pour soutenir le cœur on décide de faire du sulfate d'hordénine intraveineux. Une première injection de 25 cc. est bien tolérée ; la deuxième, faite le lendemain, détermine un violent accès de dyspnée accompagné de vertige et de tachycardie.

Il nous semble que l'épanchement péricardique constitue une contre indication aux injections intraveineuses de sulfate d'hordénine.

OBSERVATION XVI

Diphtérie au cours d'une convalescence
de fièvre typhoïde.

Cuar..... n° 853, Entré à l'Hôpital Auxiliaire n° 2 le 14 décembre 1914.

Renseignements : Malade depuis le 25 octobre.

Symptômes à l'entrée: Prostration. — Amaigrissement. — Température entre 38° et 39°. — Hypotension 12/7. — Albuminurie.

Le 19 décembre, angine diphtérique et mycose. Etat de dépression encore plus accusé. On fait en dehors de la sérothérapie une injection intraveineuse de 300 cc. de serum glycosé, additionné de 0 gr 15 de sulfate d'hordénine. L'hordénine a une action stimulante remarquable.

Le 22, la gorge se nettoie. Guérison.

OBSERVATION XVII

Fièvre typhoïde, au 25ᵉ jour.

Caël..... N° 859. Entré à l'Hôpital Auxiliaire n° 2 le 18 décembre 1915.

Symptômes à l'entrée : Prostration. — Adynamie. — Somnolence. — Amaigrissement extrême. — Congestion pulmonaire. — Mycose.

Le 23 décembre, on note une amélioration sensible de l'état général après une injection de 300 cc. de sérum glycosé additionné de 0 gr. 25 de sulfate d'hordénine. Le malade est moins somnolent et beaucoup moins déprimé. Guérison.

Action stimulante énergique.

OBSERVATION XVIII

Fièvre typhoïde au 5ᵉ jour.

Loyw... nᵒ 968. Entré à l'Hôpital Auxiliaire nᵒ 2 le 7 février 1915.

Symptômes à l'entrée : Amputé du bras droit (le 2 février) par phlegmon gazeux consécutif à plaie par éclat d'obus. — Adynamie. — Hypotension extrême PA = 14/2. — Congestion base gauche. — Vacciné contre la fièvre typhoïde en novembre 1914.

OBSERVATION XVIII

Date	Heure	Durée	Dose	Pression		R	P	T°	U	Symptomatologie
				Mx	Mn					
7 févr.	17h.			14	2	102	—	40°	—	Pouls petit irrégulier. — Au cœur inter-
		0′	5	25cc +	—	—	—	—	—	—	mittences.
		2	—	1/2mg	—	—	—	36	—	—	
		6	—	adrén.	—	—	128	—	—	—	
	19h.30		—	—	16	4	100	20	—	—	
	20h.		—	—	—	—	100	—	—	—	
8 févr.	7h.			—	14	3	92	20	38°8		Malade ressenseité.
	11h.	0′	3	20cc +	—	—	—	—	—	—	
		1	—	1/2mg	—	—	126	16	—	—	
		30	—	adrén	—	—	76	—	—	—	
9 févr.	19h.	—	—	12	4	96	20	39°2	1800	L'amélioration persiste.
10 févr.	15h.	—	—	12	3	96	20	38°5	1700	
11 févr.	8h.			—	13	5	92	20	37°	2100	
		0	5′10″	22cc +	—	—	—	—	—	—	
		4	—	1/2mg.	—	—	126	32	—	—	
		3	—	adrén.	—	—	120	28	—	—	
		6	—	—	—	—	96	—	—	—	
	18h.		—	—	12	4	96	22	38°8	—	
12 févr.	12h.	—	—	12	5	104	20	38°	2000	Amélioration définitive.
13 févr.	—	—	—	13	6	88	20	38°5	2400	
14 févr.		—	—	13	6	56	20	37°5	2500	Sang : Gl. rouges 4.960.000. — Gl. bl. 9.300
15 févr.	—	—	—	13	5	86	16	—	—	Poly. 60 %. Hémogl. 5,5 °/₀.
		—	—	14	6		—	—	—	Guérison.

Chez ce malade déprimé à l'extrème qu'on nous a passé du service de chirurgie dans un état désespéré, nous avons associé au sulfate d'hordénine l'adrénaline pour obtenir une action plus immédiate et plus énergique.

Ainsi que l'indique notre tableau, nous avons fait trois injections intraveineuses de 20 à 25 cc. de notre solution de sulfate d'hordénine à 5°/oo dans du sérum glycosé additionnée chaque fois d'un demi-milligramme d'adrénaline. Les injections sont poussées très lentement.

L'action immédiate se manifeste au bout de 30″ par des phénomènes réactionnels intenses : battements violents et douloureux dans la tête, céphalée, secousses du tronc, du larynx et de la face, chaleur de la face et des lèvres tirées, angoisse, petits frissonnements, aspect alarmant.

La respiration est modifiée dens son rythme, son amplitude et sa forme *(fig. 9)*.

Rythme : Irrégularité : accélération, puis ralentissement — difficile à compter à cause des arrêts.

Amplitude : Fortement diminuée, respiration tout à fait superficielle.

Forme : Petite, haletante, angoissée. Inspiration saccadée superficielle, expiration avec longs plateaux respiratoires tremblés.

Les troubles circulatoires se traduisent par la pâleur de la face et l'accélération du pouls (128 au lieu de 102).

Cette réaction est très courte Cinq minutes après la fin de l'injection tout rentre dans l'ordre.

Action tardive : Une minute déjà après l'injection, la sensation pénible disparait. Pourtant, cinq minutes plus tard le pneumogramme montre encore les mêmes modifications de la respiration. Trente minutes après l'injection les effets bienfaisants commencent à se manifester, le malade se sent renaitre à la vie. L'injection favorise le sommeil d'une manière évidente, l'action sur la circulation

GRAPHIQUE DE TEMPÉRATURE. — OBS. XVIII. LONW...

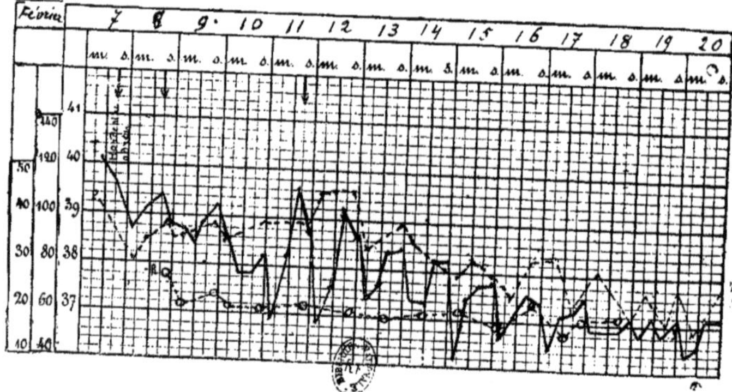

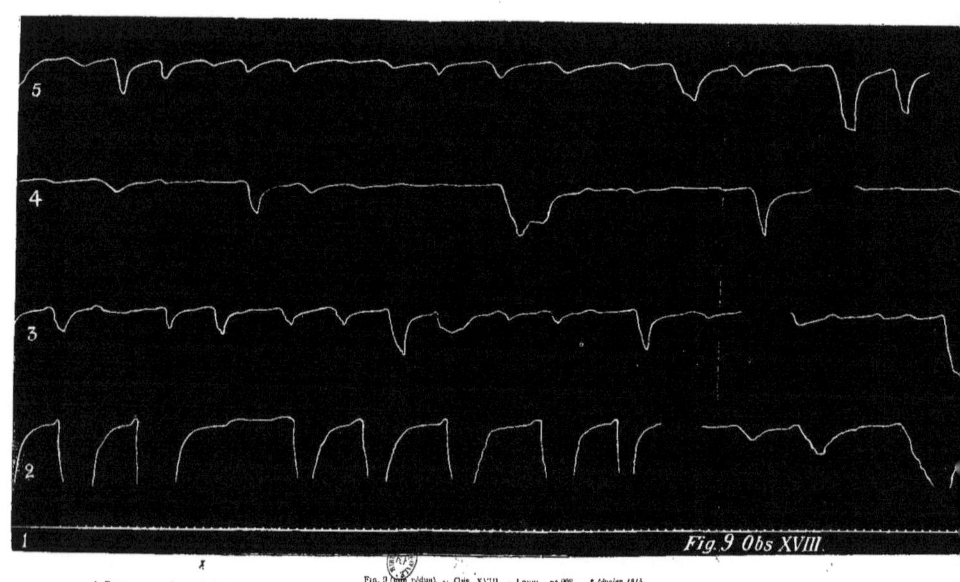

Fig. 9 (non réduit). — Obs. XVIII. – Loyw... n° 908. — 8 février 1915.

1. Temps en secondes. — 2. 3. 4. 5. Grands mouvements respiratoires : 2) Avant l'injection. 3) Une minute après le début. 4) Trois minutes après le début. 5) Deux minutes après la fin de l'injection.

se traduit par un ralentissement et une augmentation d'amplitude du pouls et surtout par l'élévation de la pression artérielle. Avant l'injection la pression est de 14/2 : la minima est incompatible avec la vie, elle remonte à 16/4, deux heures et demie après l'injection. La troisième injection ne semble pas avoir influencé la pression d'une manière immédiate, toutefois, le lendemain 12 février, la minima s'élève d'un cm. Il faut aussi noter l'abaissement progressif de la température, une amélioration pour ainsi dire immédiate de l'état général, enfin une évolution très rapide de la maladie.

En somme, action stimulante au premier chef, à laquelle on doit attribuer la survie et la guérison rapide du malade.

ÉTUDE ANALYTIQUE

des phénomènes réactionnels produits par l'injection intraveineuse de sulfate d'hordénine.

Afin de pouvoir tirer de nos observations les déductions thérapeutiques utiles, il est nécessaire d'analyser l'action du sulfate d'hordénine sur chaque appareil.

I. Système nerveux.

L'instantanéité d'action sur le système nerveux concorde parfaitement avec les expériences de M. Camus. Mais jamais les réactions nerveuses n'ont eu la violence des phénomènes observés par cet auteur, bien que nous ayions atteint des doses de 0 gr. 004 par kilogramme : nous croyons les avoir évités, grâce à la lenteur de l'injection. Subjectivement, l'effet immédiat se traduit par une sensation de chaleur à la tête toujours marquée, s'accompagnant souvent de rougeur de la face et parfois d'une sudation abondante (Observation V) ou d'une sensation de vertige (Observations XI et XII).

Les réflexes nauséeux ainsi que les vomissements qui se voient, surtout en cas d'intolérance gastrique, décèlent une excitation bulbaire, de même que la dyspnée polypnéique ou le ralentissement et l'augmentation d'amplitude du pouls.

Nous avons noté trois fois, comme nous l'avons dit plus haut, des accidents syncopaux quelques minutes après l'injection.

Arrêt respiratoire prolongé, ralentissement du pouls, hoquets violents et persistants pendant plusieurs minutes *(une fois, OBSERVATION V)*.

Secondairement, l'action du sulfate d'hordénine se traduit par une sensation de bien-être constante et durable. Même dans les cas désespérés le malade est un instant soulagé.

Le sulfate d'hordénine combat efficacement la torpeur et l'état typhoïde, et favorise le repos et le sommeil. C'est un stimulant énergique qui tient une place intermédiaire entre l'huile camphrée et la caféine d'une part, l'adrénaline de l'autre.

II. Action sur la respiration.

L'action sur la respiration est la plus précoce, elle s'annonce surtout par une sensation de gêne et d'oppression. Cette dyspnée peut être à ce point violente qu'elle s'accompagne de battements des ailes du nez (OBSERVATION II). La respiration est en outre, comme le montrent les tracés, modifiée dans son rythme qui accuse une accélération momentanée constante et surtout marquée en cas de complications pulmonaires; le nombre des respirations s'élève souvent du 1/3, parfois même de moitié.

L'amplitude est diminuée dans les mouvements respiratoires normaux mais augmentée dans les grands mouvements. D'ailleurs, elle apparaît saccadée et suspireuse dans les mouvements inspiratoires, puis ralentie dans l'expiration, tous phénomènes qui relèvent d'une excitation bulbaire. Ces troubles respiratoires s'atténuent d'ailleurs très peu de temps après l'injection.

III Action sur la circulation.

Comme la respiration, le pouls est modifié par l'injection de sulfate d'hordénine dans son rythme, son amplitude et sa forme.

L'injection produit avant tout un ralentissement très marqué du pouls (Observation V), qui n'est ordinairement que transitoire, sauf dans les tachycardies où l'effet est durable et persiste pendant plus de 24 heures.

L'hordénine, d'autre part, exerce une action régulatrice remarquable sur le pouls qui devient en même temps plus égal.

L'amplitude comme le montrent les tracés (Observations V, XII), peut être instantanément doublée ; elle est encore sensiblement augmentée une heure après l'injection.

Enfin le sphygmogramme décèle comme le pneumogramme des tremblements bulbaires. D'une manière générale, la pression artérielle ne paraît pas sensiblement influencée, du moins elle ne s'élève pas immédiatement comme après une injection d'adrénaline. Toutefois, nous avons constaté que, chez les malades traités par les injections d'hordénine, la pression artérielle se maintient à des chiffres constants, elle ne présente jamais ces chutes brusques qui sont si fréquentes au cours de la fièvre typhoïde.

Il importe de noter également une influence aussi rapide que favorable sur tous les troubles circulatoires tels que : palpitations, dyspnée d'effort, sueurs froides, refroidissement des extrémités.

Nous avons signalé déjà dans nos observations que le sulfate d'hordénine a été chez nos malades aigus le seul tonicardiaque employé, à l'exclusion de tous les autres. Il s'est très bien suffi à lui-même dans des cas graves compliqués de défaillance cardiaque (Observations I, II. III). Il n'a échoué que dans les cas désespérés où d'ailleurs toute la série des tonicardiaques intraveineux, tels que l'intrait de digitale et l'adrénaline, se sont montrés également inefficaces.

IV. Action sur le tube digestif.

A l'inverse des injections sous-cutanées, les injections intraveineuses provoquent rarement des réflexes nauséeux. Toutefois, nous avons noté le fait en cas de troubles dyspeptiques et
lorsque l'injection était poussée trop vite. Malgré ces incidents,
d'ailleurs très rares, le sulfate d'hordénine combat efficacement
les phénomènes d'intolérance gastrique, l'état saburral, l'anorexie et, dans une certaine mesure, le flux diarrhéique. Après
une seule injection les vomissements ont diminué de fréquence
pour cesser complètement dès la deuxième (Observation XII).

Le soulagement ressenti par le malade se manifeste moins
d'une demi-heure après l'injection comme pour les phénomènes
circulatoires.

Le sulfate d'hordénine ne nous a pas paru avoir d'action
appréciable sur les sécrétions, en particulier sur la diurèse ;
toutefois le flux diarrhéique a diminué même sous l'influence
de petites doses introduites par la voie intraveineuse.

La température a surtout été influencée dans les cas de
troubles dyspeptiques et à mesure que ceux-ci cédaient au
traitement. Elle a toujours baissé d'une manière progressive
sauf dans le cas de complications intercurrentes.

L'état général a toujours été amélioré et l'évolution de la
maladie abrégée. Cette influence bienfaisante s'est manifestée
dans nos observations d'une manière d'autant plus évidente
que nous n'avons soumis au traitement par l'hordénine que
des malades profondément infectés et hypotendus.

V. Indications.

De cette analyse il résulte qu'au point de vue thérapeutique
le sulfate d'hordénine administré par la voie intraveineuse

apparaît comme un stimulant énergique du système nerveux, un régulateur et un tonique du cœur, et enfin comme un modificateur des fonctions digestives. Il trouve par conséquent ses indications surtout dans les états aigus avec dépression, état typhoïde, somnolence, hypotension, faiblesse du myocarde ou éréthisme cardiaque et tachycardie et dans les cas d'intolérance gastrique avec vomissements incoercibles et gastralgie.

Les injections intraveineuses d'hordénine sont contre-indiquées toutes les fois qu'il y aura une gêne sérieuse à la respiration et à la circulation. Dans le seul cas où nous avons dû renoncer au traitement, il s'agissait d'une péricardite avec épanchement. Il nous semble d'ailleurs qu'un épanchement pleural, un œdème cardiaque ou brightique seraient au même titre des contre-indications au traitement. Les affections pulmonaires ne constituent qu'une contre-indication relative.

CONCLUSIONS

De l'étude qui précède, il nous est permis de tirer les conclusions suivantes :

I. Tonicardiaque et diurétique, le sulfate d'hordénine en ingestion et en injections sous-cutanées est avant tout, comme l'ont observé nombre d'auteurs, par son pouvoir antiseptique et hypocrinique gastro-intestinal, un médicament antidiarrhéique. A ce titre, il trouve ses indications dans la fièvre typhoïde comme dans les autres infections à déterminations intestinales.

II. Le sulfate d'hordénine, utilisé pour la première fois par nous en injections intraveineuses au titre de 5 °/₀₀ dans du sérum glycosé, peut être administré par cette voie sans produire le moindre accident jusqu'à la dose quotidienne de 0,10 centigr.

III. Le sulfate d'hordénine a, en injections intraveineuses, une action élective sur les troubles gastriques de la fièvre typhoïde. Cette action se traduit par une atténuation rapide de la douleur dans les formes gastralgiques et accessoirement par une diminution des sécrétions.

IV. Appliquée au traitement des fièvres typhoïdes graves, le sulfate d'hordénine se révèle un puissant stimulant et un tonicardiaque énergique qui supplée aux moyens thérapeutiques usuels. Sa rapidité d'action et sa faible toxicité le

classent parmi les bonnes médications des défaillances cardiaques, au cours de l'infection éberthienne aiguë et dans les
myocardites post-typhoïdiques.

V. Le sulfate d'hordénine, renforcé par l'adjonction de faibles
doses d'adrénaline, devient une véritable médication héroïque
du collapsus cardiaque et de l'adynamie dans la fièvre typhoïde.

BIBLIOGRAPHIE

HORDÉNINE. ÉTUDE CHIMIQUE ET EXPÉRIMENTALE

L. Camus. — *L'Hordénine, son degré de toxicité symptômes de l'intoxication.* — (Comptes-rendus de l'Académie des Sciences, t. cxlii. 8 janvier 1906). — (Bulletin de la Société de Biologie, t. ix, p. 52, s. du 13 janvier 1906).

— *Action de l'Hordénine sur le sang.* — (Bulletin de la Société de Biologie, t. lx, p. 109, s. du 20 janvier, 1906).

— *Action du sulfate d'Hordénine sur la circulation.* — (Comptes-rendus de l'Académie des Sciences, t. cxlii, p. 237. s. du 22 janvier 1906). — (Compte-rendu de la Société de Biologie, s. du 27 janv. 1906).

— *Action du sulfate d'Hordénine sur les ferments solubles et sur les microbes.* — (Comptes-rendus de l'Académie des Sciences, t. cxlii, p. 350, 5 févr. 1906). — (Comptes-rendus de la Société de Biologie, t. lx, p. 264, 10 févr. 1906).

— *Etude physiologique du Sulfate d'Hordénine.* — (Archives internationales de Pharmacodynamie et de Thérapie). — (Vol. xvi, fasc. i et ii).

Barger et Dale. — *Action physiologique de l'iodo-méthylate d'Hordénine.* — (Journal of Physiology, t. 41, p. 336, 1910).

G Deniges. — *Quelques réactions de l'Hordénine basées sur la constitution de ce corps.* — (Bulletin de la Société Chimique de Bordeaux, t. iii, p. 786, 1906).

Kayser. — *Etude des malts de brasserie.* — (Annales de l'Institut Pasteur, p. 484, 1899).

G. Laloue. — *Note sur la synthèse de l'Hordénine.* — (Revue générale de Chimie (10 juillet 1910).

E Léger. — *Sur l'Hordénine, alcaloïde nouveau extrait des germes dits touraillons de l'orge.* — (Comptes-rendus de l'Académie des Sciences, 8 janv. 1906. — (Bulletin de la Société Chimique de Paris. p. 235, 1906). — (Journal de Pharmacie et de Chimie, 16 févr. 1906).

— *Sur la constitution de l'Hordénine.* — (Comptes-rendus de l'Académie des Sciences. 23 juil. 1906). — Bulletin de la Société Chimique de Paris. t. 35, p 868, 1906).

E. LÉGER. — *Sur la constitution de l'Hordénine* (2ᵉ note). — (Comptes-rendus de l'Académie des Sciences, 3 déc. 1906, t. CXLIII, p. 916). — (Société Chimique de Paris, t. I, p. 148, 1907). — (Journal de Pharmacie et de Chimie, 1ᵉʳ janv. 1907).

— — *Sur la constitution de l'Hordénine* (3ᵉ note). (Comptes-rendus de l'Académie des Sciences, t. CXLIV, 4 mars 1907). — (Journal de Pharmacie et de Chimie).

— *Le touraillon d'orge et son alcaloïde ; leur emploi en thérapeutique.* — (Lecture faite devant l'Académie de Médecine, s. du 15 oct. 1908).

— *Emploi du sulfate d'Hordénine dans le traitement de certaines affections, en particulier des affections gastro-intestinales.* — (Comptes-rendus de l'Académie de Médecine, 22 mai 1908).

— *Sur l'Hordénine, alcaloïde retiré des germes dits touraillons de l'orge.* — (Congrès international de Chimie appliquée, Londres, 27 mai 1909).

— *Sur l'Hordénine, alcaloïde retiré des germes dits touraillons de l'orge.* — (Académie de Médecine, Mémoire, 1909).

G. ROUX. — *Morphologie du bacille du choléra asiatique. Action microbicide du touraillon sur ce micro-organisme.* — (Société Nationale de Médecine de Lyon, 28 juil. 1890). — (Lyon médical, t. LXIV, p. 475, 1890).

TIFFENEAU. — *Sur quelques alcaloïdes synthétiques voisins de l'Hordénine et de l'adrénaline.* — (Thèse, Paris, 1910).

HORDÉNINE. ÉTUDE THÉRAPEUTIQUE

AUSSET. — *Note.* — (Pédiatrie pratique, 5 juillet 1912).

P. BARBIER. — *Le traitement des diarrhées par le sulfate d'Hordénine.* — (Société médicale du 3ᵉ arrond. de Paris, 28 févr. 1910).

— *Le traitement des diarrhées par le sulfate d'Hordénine.* — (Bulletin officiel des Soc. Méd. d'arrondissement de Paris et de la Seine, 20 avril 1910).

— *Le traitement des diarrhées par le sulfate d'Hordénine.* — (Journal de Médecine de Paris, 18 juin 1910).

BOINET. — *Du touraillon d'orge en thérapeutique.* — (Marseille Médical, t. XXXVIII, p. 673, 15 nov. 1901).

BRAU. — *Essai sur la dysenterie amœbienne de Cochinchine.* — (Annales d'Hygiène et de Médecine coloniales, nº 1, 1908).

DURAC D'ARTOIS. — *Emploi de l'Hordénine dans le traitement des diarrhées.* — (La Chronique, 9 février 1912).

C. FABRE. — *Sur les propriétés bactéricides et les applications thérapeutiques des touraillons d'orge.* — (Bulletin de l'Académie des Sciences, Inscriptions et Belles-Lettres de Toulouse, t. II, p. 292, 6 juil. 1890).

G. Guér.ve. — *La sulfate d'Hordénine en thérapeutique.* — Thèse, Bordeaux, novembre, 1908).

Jarricot. — *Sur l'emploi du sulfate d'Hordénine dans la pratique infantile.* — (Soc. des Médecins Praticiens de Lyon et de la région, 26 janvier 1912).

— *La teinture de radicelles d'orge germé, médicament hypertenseur.* — (Journal des Médecins Praticiens de Lyon et de la région, 15 févr. 1914).

Ch. Joyeux. — *Le sulfate d'Hordénine dans les affections intestinales aux Colonies.* — (Société de Pathologie exotique, 15 déc. 1909).

— *Le sulfate d'Hordénine dans le traitement des affections intestinales aux Colonies.* — (Revue de Médecine et d'Hygiène tropicale. t. VII, n° 1er, 1910).

E. Léger. — *Le touraillon d'orge et son alcaloïde l'Hordénine : leur emploi en thérapeutique.* — (Académie de médecine. 15 octobre 1907).

— *Emploi du sulfate d'Hordénine dans le traitement de certaines affections, en particulier des affections gastro-intestinales.* — (Académie de Médecine, 22 décembre 1908).

E. Leullier. — *Sur l'emploi du sulfate d'Hordénine comme spécifique des diarrhées.* — (Société du VII° arrondissement, 26 mars 1912).

Lucas. — *Traitement de la diarrhée et de la dysenterie chronique par le sulfate d'Hordénine.* — (Annales d'Hygiène et de Médecine coloniales, sept. 1909). — (Rapport à M. le Ministre des Colonies, 1908).

A. Martinet. — *Le sulfate d'Hordénine dans le traitement des affections intestinales.* — (Presse Médicale, 10 sept. 1910).

R. Mercier (de Tours) et Mme W. Caussé-Ratuld. — *Les injections intraveineuses d'Hordénine dans la fièvre typhoïde.* — (Communic. à l'Acad. de Méd. Séance du 1er juin 1915.

R. Mercier et Pépin. — *Le sulfate d'Hordénine dans les affectations intestinales.* — (La Clinique, 4 décembre 1908).

A. Moussous. — *La gastro-entérite des nourrissons.* — (Consultations médicales françaises, n° 9. 1909).

Parent. — *Du sulfate d'Hordénine.* — (Société de Pathologie comparée. 8 nov. 1910).

C. Pépin. — *L'Hordénine Lauth.* — (Gazette Médicale de Paris, 1er oct. 1909).

— *Un nouvel alcaloïde spécifique des diarrhées.* — (Gazette Médicale de Paris. 1er juin 1910).

J. Sabrazès et Guérive. — *Valeur thérapeutique du sulfate d'Hordénine.* — (Académie des Sciences, 30 novembre 1908).

— *Valeur thérapeutique du sulfate d'Hordénine.* — (Gazette hebdomadaire des Sciences Médicales de Bordeaux. 6 déc. 1908).

Sabrazès et Guérive. — *Le sulfate d'Hordénine en thérapeutique.* — (Presse Médicale, 13 février 1909).

Tomey. — *Le sulfate d'Hordénine dans le traitement des diarrhées infantiles.* — (Thèse, Toulouse, mai 1911).

X... — *Valeur thérapeutique du sulfate d'Hordénine.* — (Journal des Praticiens, 26 décembre 1908).

XX... — *Les hypersécrétions intestinales.* — (Année Médico-Chirurgicale, 1911).

HORDÉNINE EN MÉDECINE VÉTÉRINAIRE

Boissière et Charmoy. — *Traitement de la diarrhée des veaux par le sulfate d'Hordénine.* — (Société Centrale de Médecine Vétérinaire, 30 mars 1913).

M. Charmoy. — *Sur l'emploi du sulfate d'Hordénine dans le traitement des entérites chez le chien.* — (Congrès international de pathologie comparée, 23 octobre 1912). — (Recueil de Médecine Vétérinaire, 15 décembre 1912).

Parent. — *Du sulfate d'Hordénine.* — (Comm. à la Soc. de Path. comparée, oct. 1910).

Vidal. — *Sulfate d'Hordénine et lactobacilline dans les diarrhées du chien et du chat.* — (Revue Vétérinaire, 1ᵉʳ février 1913).

TABLE DES MATIÈRES

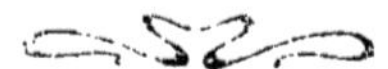

Vannes. — Imprimerie Lafolye Frères 2, place des Lices.